get it 轻知

产后修复大全

主　编 / 马良坤
副主编 / 赵海霞　崔姝宜

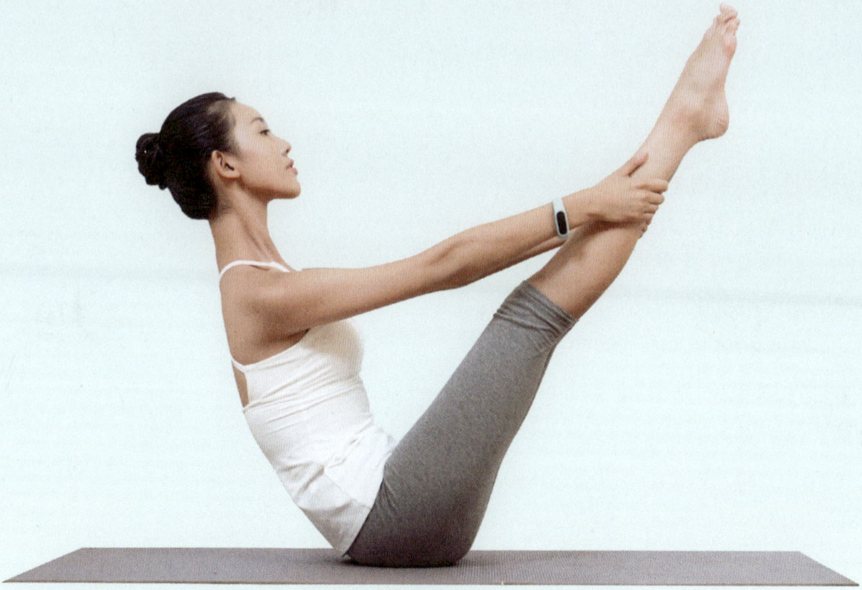

中国轻工业出版社

图书在版编目（CIP）数据

产后修复大全 / 马良坤主编；赵海霞，崔姝宜副主编．-- 北京：中国轻工业出版社，2025.2. -- ISBN 978-7-5184-4732-9

Ⅰ. R473.71

中国国家版本馆 CIP 数据核字第 2024G7H798 号

责任编辑：赵　洁　　责任终审：李建华　　设计制作：悦然生活

策划编辑：付　佳　赵　洁　　责任校对：朱燕春　　责任监印：张京华

出版发行：中国轻工业出版社（北京鲁谷东街 5 号，邮编：100040）

印　　刷：北京博海升彩色印刷有限公司

经　　销：各地新华书店

版　　次：2025 年 2 月第 1 版第 1 次印刷

开　　本：710 × 1000　1/16　印张：10

字　　数：200 千字

书　　号：ISBN 978-7-5184-4732-9　定价：49.80 元

邮购电话：010-85119873

发行电话：010-85119832　010-85119912

网　　址：http://www.chlip.com.cn

Email：club@chlip.com.cn

230118S3X101ZBW

前言

孕育新生命虽然美好，但也会对女性的身体产生很多影响。生活中，很多女性在产后会面临身材走样、漏尿、阴道松弛、妊娠纹、脱发、乳房下垂、内分泌失调等一系列问题。妊娠分娩加上对宝宝的哺育，会使女性不仅在身体上有很大变化，精神上也会经历剧烈的转换期。

在分娩的疲劳还未缓解的时候，产妇就要开始照顾宝宝，在体内激素急剧变化的同时，她们还要承受睡眠不足、因缺乏育儿经验导致的精神紧张，同时，民间关于“坐月子”的陈规旧俗，也会给产妇带来困惑和压力，严重的甚至会引发产后抑郁。

因此，分娩后，做好产后恢复、让女性恢复元气，成为新生代家庭的刚需。

本书从月子护理、常见产后身体不适、产后情绪等方面切入，针对产后可能出现的各种问题，提出科学、专业的解决方案，帮助产后女性尽快恢复身心状态。书中还详述了以“骨盆修复 + 盆底肌修复 + 腹直肌分离修复”为核心的产后恢复训练，塑形效果显著。

希望本书能帮助产后女性重塑健康体态，快速恢复身心健康，开启积极、优质、科学的产后新生活。

产后修复时间表及攻略

产后 42 天内
（产褥期）

关注问题

伤口修复
子宫恢复
哺乳问题

产后修复核心

产后 1 周	产后2～7周
束腹带 / 盆骨带 腹部塑形，固定脏器防止下垂；改善假胯宽	**凯格尔运动** 盆底肌修复，改善漏尿、子宫脱垂等（参见第 53 页）
腹式呼吸 促进血液循环，修复腹直肌	**产褥操** 子宫复旧，恶露排出

合适的运动

产后 1 周	产后 2 周
上肢运动 增加肌肉收缩力，防止胸部下垂。如平躺，双手打开，从左右两侧缓慢向天花板方向上举	**简单运动** 交替抬腿（参见第 24 页）、臀桥（参见第 117 页）、蚌式开合（参见第 136 页）
颈部运动 增加肌肉张力。躺着或坐着，将头部向左、右、前、后缓慢拉伸	**全身拉伸、散步等** 视自身情况，可进行能力范围内的全身拉伸或有氧运动

扫一扫，听音频

分娩后 1 年是产后恢复的黄金期，新妈妈最好能在这段时间内进行修复。产后 2 年以上才开始修复也可以，只是需要花费的时间更长。新妈妈谨记：**产后恢复什么时候开始都不晚。**

产后 8 周~6 个月（黄金修复期）	产后 7~12 个月（理想恢复期）
盆底肌修复 **腹直肌修复** **耻骨联合分离修复** **体质调整**	**骨盆修复** **减脂塑形**

产后1～3个月 › 产后4～6个月 › 产后6～12个月

盆底肌修复
改善盆底肌松弛、漏尿、子宫脱垂
（具体修复方法参见第101～102页）

腹直肌修复
腹部塑形、收胸廓
（具体修复方法参见第116～119页）

骨盆修复
告别假胯宽、妈妈臀等
（具体方法参见第97～98页）

减脂塑形
改善圆肩驼背、减脂减重
（具体方法参见第122~125、140~142页）

产后1～3个月	产后4～6个月 › 产后6～12个月
散步	**跑步**
瑜伽 （柔韧度范围内）	**瑜伽** （逐渐提升强度）
普拉提 （中低强度）	**普拉提** （逐渐提升强度）
椭圆机 （小阻力）	**力量训练** （根据自身情况量力而行）
划船机 （小阻力）	**自行车** （运动时不要屏气）

目　录

第二章 产后常见疾病与不适护理有办法

第三章 产后哺乳与乳房护理，宝宝吃得饱、乳房不变形

第四章 骨盆正位、盆底肌修复，缓解松弛、漏尿及产后腰背疼

第五章 腹肌修复，打造紧致腹部，提升核心力量

第六章

产后瘦身塑形，拥有S曲线和美丽

第七章 产后心理建设，缓解不良情绪，收获好心情

坐月子旧习俗 VS 新观点大碰撞

扫一扫，听音频

坐月子就是1个月

老一辈说

坐月子，休养1个月就可以正常干活了，早点干活才不容易发胖。

- **弊端**

影响子宫恢复，休息不好容易导致腕关节痛等。

新妈妈该怎么做?

坐月子不只是1个月，而是42～56天，因为产后子宫复旧通常需要6周时间，子宫才能恢复到孕前大小，因此建议坐月子坐足6周，即42天，这42天称为产褥期。

产后立即喝下奶汤

老一辈说

产后要多喝下奶汤。

- **弊端**

在乳腺管尚未通畅时喝下奶汤，尤其是荤类浓汤，容易导致乳房胀痛，乳腺管堵塞，甚至诱发急性乳腺炎。

新妈妈该怎么做?

产后头两天，新妈妈乳房分泌的初乳中含有多种免疫物质，虽然量很少，但足够满足宝宝的生长需求。此时，让宝宝多吸吮，就可以促进乳汁分泌，不必急着喝下奶汤。

忽视产后心理变化

老一辈说

月子里心情憋闷很正常，不是大事儿，过段时间就好了，别把它看得太重。

- **弊端**

容易发展成真正的产后抑郁症。

新妈妈该怎么做?

心情不好要及时排解、与人沟通，多与生过宝宝的亲朋好友聊聊天，或听音乐、散步，都可以缓解抑郁情绪。若实在难以排解，要及时求助专业医生。

不吃盐

老一辈说

月子里不能吃盐，否则对妈妈和宝宝都不好。

- **弊端**

淡食会影响食欲，时间长了会导致营养不良。

新妈妈该怎么做？

可以适量吃盐。传统观念认为月子里不应该吃盐，因为盐吃多了会加重肾脏负担，容易导致高血压和水肿，不利于产后恢复。但是也不能完全忌盐，不吃盐会影响钠元素的吸收，导致低钠血症。且菜肴中不放盐会影响新妈妈食欲，不利于营养吸收，使乳汁分泌减少。因此，坐月子时可以适量吃盐，建议3～5克/日，饮食以清淡为主。

捂月子

老一辈说

月子里要捂着，不能吹空调，容易感冒。

- **弊端**

捂着更容易感冒，天气炎热时甚至会导致产后中暑、肺炎等。

新妈妈该怎么做？

过去冬天寒冷，取暖条件落后，产妇身体虚弱，洗头洗澡易受凉，因此主张捂月子。但现在生活、经济、医疗水平都提高了，没必要再捂月子了。现代研究表明，不管哪个季节，女性坐月子都需要新鲜空气，所以房间要经常通风。通风时妈妈和宝宝可以换到另外一个房间去，或者每次只开一扇窗户，别形成对流风，直接吹到妈妈和宝宝。

夏季闷热，新妈妈也可以使用空调，但要有一定的限制。温度在 26°C 左右为宜，且妈妈和宝宝都要穿长衣长裤、袜子。不要让空调的冷风直接对着妈妈和宝宝吹，否则很容易感冒。

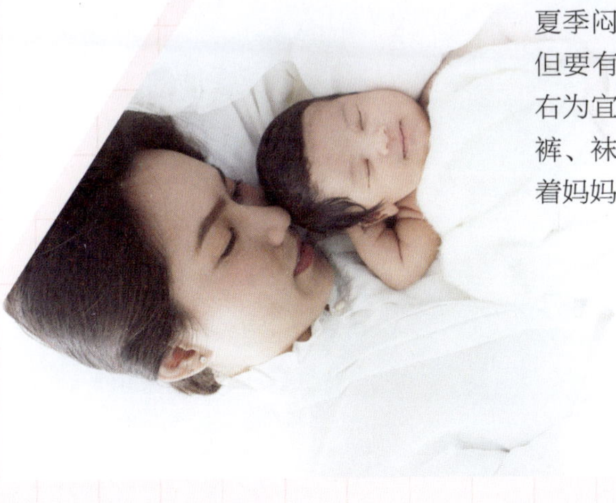

老一辈说

大量吃鸡蛋才能补充体力，奶水才有营养。

● **弊端**

会增加胆固醇，影响食欲。

大量吃鸡蛋

新妈妈该怎么做?

以前条件有限，没有丰富的食材，坐月子只能吃鸡蛋。但现在物质条件丰富，医生和专业营养师都不建议吃太多鸡蛋，每天吃1～2个就够了，以免过多进食而影响食欲，造成浪费。

老一辈说

营养补品能多吃就多吃，以免出了月子体虚、容易得病。

● **弊端**

易致乳腺不通、便秘、上火、肥胖等。

补品多多益善

新妈妈该怎么做?

产后吃补品要谨慎，需要根据自身体质，事先咨询医生。比如人参、鹿茸等补品，对于燥热或阴虚体质的人来说，补后反而会伤津，引起便秘。

老一辈说

蔬果是凉性的，吃了会伤害脾胃和牙齿，还会让宝宝便秘。

● **弊端**

不吃才容易导致便秘。

不能吃蔬果

新妈妈该怎么做?

蔬果中富含膳食纤维、维生素和矿物质，可帮助新妈妈润肠通便、促进乳汁分泌。因此，月子期间可以吃蔬果。不过，产后妈妈胃肠功能虚弱，应从少量开始吃，且不要吃过凉的蔬果。

第一章

要想产后恢复好，坐好月子是关键

第 1 天

扫一扫，听音频

好好休息，恢复体力

顺产产后注意事项

- ☑ 24 小时内下地走动，有利于子宫收缩。
- ☑ 没有食欲也要吃饭，身体需要补充热量。
- ☑ 分娩后第 1 天，妈妈身体虚弱，容易出虚汗，但并不适合洗澡，可以用温水擦浴，之后要穿上干净、舒适、厚薄合适的衣服。

温馨提醒

如有会阴侧切，减轻疼痛有妙招

- 如果伤口在右侧，则左侧躺；如果伤口在左侧，则右侧躺。
- 用半导体激光或小剂量紫外线等照射伤口，可促进伤口愈合，减轻疼痛。

剖宫产产后注意事项

- ☑ 术后 6 小时内不要喝水进食。
- ☑ 剖宫产妈妈要在产后 6 小时内去枕平躺，头侧向一边。这样可以防止恶心、头痛等颅内低压症状的出现。
- ☑ 术后 6 小时内，要注意子宫收缩以及阴道的流血情况。
- ☑ 术后 6 小时后可半卧位、侧卧位，有助于排气。想排气排不出来时，可遵医嘱食用萝卜汤。
- ☑ 剖宫产 12 小时后，家人要帮妈妈翻翻身和动动腿。
- ☑ 剖宫产的妈妈要注意预防伤口缝线处牵拉性疼痛，打喷嚏、咳嗽、下床活动等体位变化都有可能引起疼痛，这时用手按压住伤口两侧或打上腹带，都可减轻疼痛。

顺产和剖宫产都需要注意的事儿

- ☑ 分娩后半小时内让孩子吸吮乳头，便于开奶和乳汁分泌。
- ☑ 产后体力下降很容易发冷，注意保暖不要受凉。
- ☑ 多休息补充睡眠。
- ☑ 分娩后 2 小时密切关注出血量，顺产妈妈的出血量不应超过 400 毫升，剖宫产妈妈的出血量不应超过 500 毫升。
- ☑ 为了让膀胱恢复正常，分娩2～4小时内要排出小便。
- ☑ 产后注意饮食清淡，不能过早食用浓鲫鱼汤、鸡汤等油腻汤类和催乳食物。

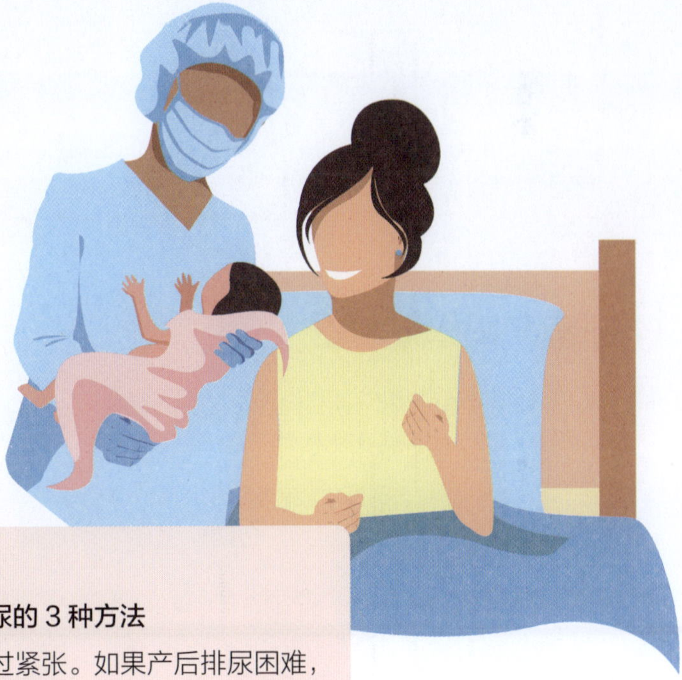

过来人经验分享

帮助排尿的 3 种方法

排尿时要放松，不可太过紧张。如果产后排尿困难，可以用下面 3 种方法帮助排尿。

- **按摩法：**双手放在下腹部，按摩10～20次，然后手掌向膀胱底部慢慢推移按压，持续 1～3分钟即可。
- **热敷法：**用热水袋或热毛巾敷在下腹和尿道口，同时按摩15～30分钟。
- **诱导法：**打开水龙头，用流水声诱导尿感。

顺产妈妈吃什么

餐次	搭配建议
早餐	小米粥、糖水煮荷包蛋
加餐	切片面包
午餐	软烂面条
加餐	萝卜水
晚餐	蛋花汤、蛋黄包
加餐	红枣桂圆粥

温馨提醒

顺产产后饮食以稀、软为主，一天5~6餐

产后第1天，妈妈肠道功能很弱，胃口不佳，饮食应以稀、软、清淡为主，可以吃一些营养丰富、易消化的食物，例如蛋花汤、糖水煮荷包蛋、藕粉等。

产后妈妈的肠胃功能没有恢复，一顿不要吃太多，可以少食多餐，这样能减轻胃肠道负担。

剖宫产妈妈吃什么

餐次	搭配建议
早餐	蒸蛋羹
加餐	藕粉
午餐	小米汤
加餐	藕粉
晚餐	小米汤
加餐	蒸蛋羹

温馨提醒

剖宫产产后禁食禁水，排气后吃点流食

剖宫产妈妈应在术后6小时内禁食禁水。如果口干，可以用棉签蘸温开水擦拭嘴唇。排气后，应以营养高、易消化的流食为主，但不要吃容易产气的食物，小米汤、鸡蛋羹、藕粉等都是不错的选择。此时饮食宜温热，即使是水果也不要吃凉的。

经典月子餐推荐

藕粉粥 滋阴补血

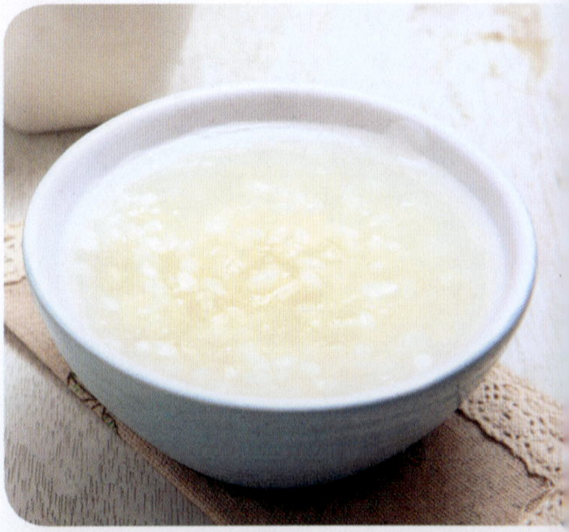

材料 藕粉、大米各 25 克。

做法

1 大米洗净，放入锅中煮粥。

2 大米煮烂后加入藕粉，调匀即可。

功效：藕粉有健脾、滋阴、补血的作用，非常适合产后食用；大米有补中益气、健脾和胃的功效，二者同食有助于健脾和胃、滋阴补血。

蒸蛋羹 促进产后身体康复

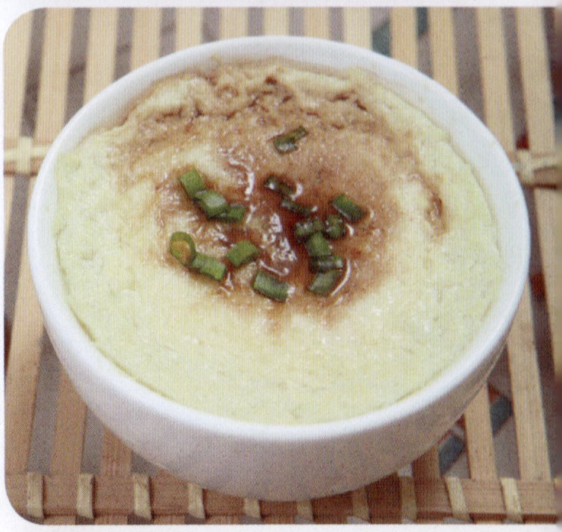

材料 鸡蛋 1 个。

调料 葱花 2 克，盐、香油各 1 克，酱油少许。

做法

1 鸡蛋打散，加水、盐搅匀，用保鲜膜将碗口盖住。

2 放入沸水锅中蒸 10 分钟，关火闷 5 分钟，倒入香油、酱油，撒葱花即可。

糖水煮荷包蛋 疗虚进补

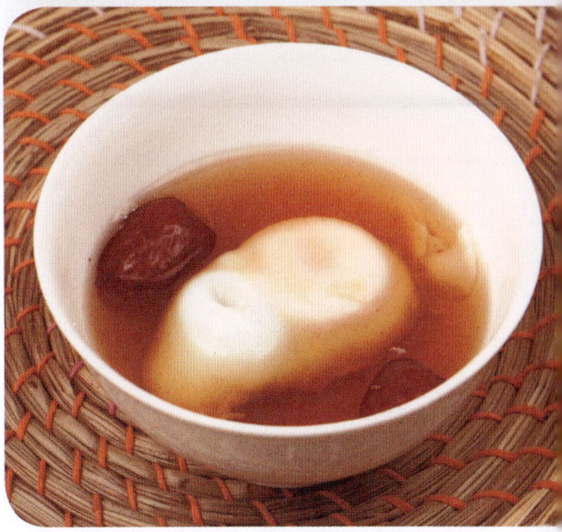

材料 鸡蛋 1 个，红糖 20 克，红枣 2 枚。

做法

1 红枣洗净，去核。

2 锅置火上，放入红糖、红枣和适量清水煮沸，打入鸡蛋，煮约 10 分钟即可。

功效：糖水煮荷包蛋可以起到疗虚进补的作用。

第 2 天

扫一扫，听音频

及时排恶露，促进子宫复原

顺产妈妈注意事项

- ☑ 保持会阴清洁。每天用温水从前往后清洗会阴。
- ☑ 可适当下床走动，促进恶露排出。注意不宜走太快、太久。
- ☑ 没有侧切、恢复较好的顺产妈妈产后 24 小时就可以做产褥操了。

产后 24 小时，顺产妈妈可以做一些简单的床上运动，如深呼吸、抬腿和缩肛、缩会阴，促进身体恢复。

1

深呼吸。仰卧在床上，深吸气，收腹部，然后呼气。

2

缩肛、缩会阴。仰卧，两臂伸直放于身旁，进行缩肛与放松运动。

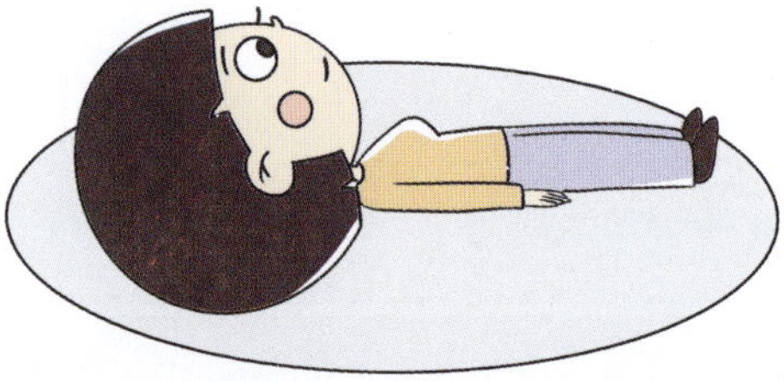

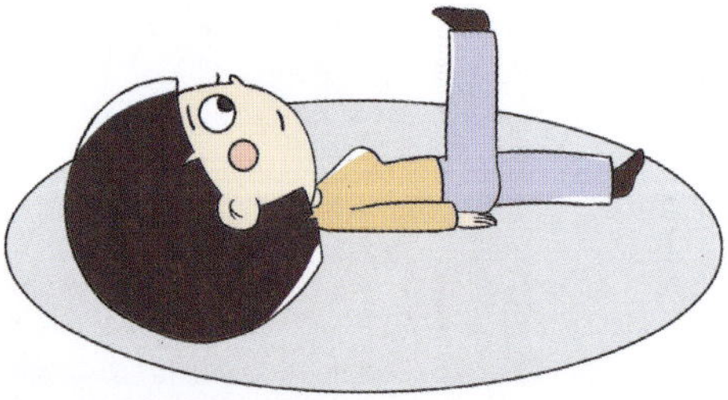

3

仰卧，两臂伸直放于身旁，双腿轮流上举，与身体呈直角。

温馨提醒

正确护理会阴撕裂或侧切伤口

- **如何睡：**撕裂伤口一般位于会阴正中，可以侧睡；侧切伤口一般位于左侧，尽量采取右侧睡。这样可以减轻疼痛。
- **如何洗：**每天用温开水清洗2～3次，清洗后用干净毛巾擦干。每次大小便后都要清洗，避免伤口感染。排便后擦拭时，小便向前擦，大便向后擦，避免污染中间伤口处。
- **如何穿：**产后应穿全棉内裤，垫卫生巾，卫生巾应2～4小时更换一次，否则易滋生细菌，导致伤口感染。

剖宫产妈妈注意事项

- ☑ 拔除导尿管后及时排尿。一般在术后24～48小时之内，待膀胱肌肉恢复收缩排尿功能后拔出导尿管。之后，新妈妈要尽快排尿，以免增加排尿困难和尿路感染的风险。
- ☑ 内裤要穿大号。选择大一号的内裤或平角内裤，可以减少切口摩擦，并且要每天更换内裤。
- ☑ 坐位有助于剖宫产妈妈排气。如果条件允许，可以把床头摇起来，让新妈妈呈半坐卧位。
- ☑ 剖宫产妈妈的切口在术后几天仍会感到疼痛。在咳嗽或翻身时，可用双手按住切口，以减少震动；保持切口周围皮肤干燥、清洁，出汗后立即擦除；家人可以帮忙按摩腰腹部，或者放一段轻柔的音乐，转移注意力，都有助于缓解切口疼痛。
- ☑ 术后麻醉药的药效逐渐消失，腹部伤口会传来阵阵疼痛，一般来说疼痛在几十分钟后会有所缓解，如果痛感较强，可以遵医嘱使用止痛泵。

顺产和剖宫产都需要注意的事儿

- ☑ 密切关注恶露情况。正常情况下，恶露为鲜红色，量比较多，有血腥味。如果恶露颜色较暗、有异味，且伴有子宫压痛，很可能出现子宫感染，需要及时就医。

- ☑ 选择专用卫生巾。为应对不同时期的恶露，产后专用卫生巾一般分为三个型号：M、L、XL。产后1～3天恶露的量最多，可选择大号，随着恶露排出量减少，可改为更合适的型号。
- ☑ 预防晕厥。下床前，新妈妈可先在床头坐 5 分钟，确认身体状况良好再起身；排便前先吃点东西补充体力，以防在厕所晕倒；上厕所时间不宜太长，蹲和起的动作都要慢。若出现头晕，要马上坐在原地休息，喝点热水，待不适感消除后再上床休息。
- ☑ 产后1～3天用指漱法刷牙，从第4天开始用产妇专用软毛牙刷刷牙。
- ☑ 合理膳食，促进恶露排出。宜吃好消化的粥、蒸蛋，不宜吃油腻、大补食物。饮食少盐，稍有咸味即可。产后第 2 天到第 10 天，可每天喝一杯红糖水，帮助排恶露。
- ☑ 不要长时间抱宝宝或久站久立，避免腰肌劳损、手腕酸疼。

顺产妈妈吃什么

餐次	搭配建议
早餐	疙瘩汤、小米发糕、清蒸丝瓜
加餐	红枣鸡蛋汤
午餐	紫薯花卷、香菇蒸鸡、多彩蔬菜羹
加餐	全麦面包片、红枣豆浆
晚餐	胡萝卜面、蓝莓山药泥、肉末豆角
加餐	藕粉

剖宫产妈妈吃什么

餐次	搭配建议
早餐	猪肝菠菜粥
加餐	白萝卜汤
午餐	红豆汤、二米粥
加餐	猪血粥
晚餐	油菜鸡蛋羹、胡萝卜土豆泥
加餐	藕粉

经典月子餐推荐

猪肝菠菜粥 补铁补血

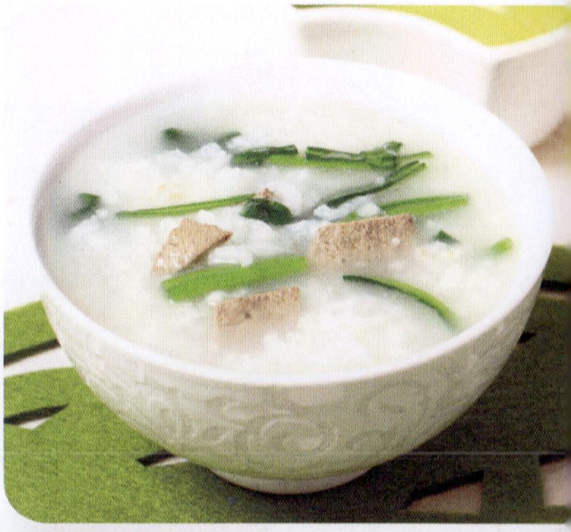

材料 大米80克，猪肝50克，菠菜30克。

调料 盐1克。

做法

1 猪肝洗净，切片，入锅焯水，沥干；菠菜洗净，焯水，切段；大米洗净。

2 锅内倒水烧开，煮熟大米，然后放猪肝煮熟，再加菠菜稍煮，加盐调味即可。

红豆红枣豆浆 促进乳汁分泌

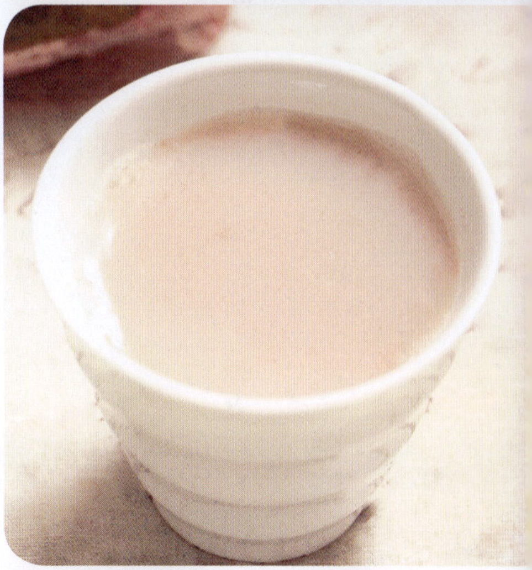

材料 黄豆40克，红豆、红枣各20克。

调料 红糖适量。

做法

1 黄豆用清水浸泡10～12小时，洗净；红豆淘洗干净，用清水浸泡4～6小时；红枣洗净，去核，切碎。

2 将黄豆、红豆和红枣碎倒入豆浆机中，加水至上下水位线之间，煮至豆浆机提示豆浆做好，加红糖搅拌至化即可。

红枣鸡蛋汤 补气养血

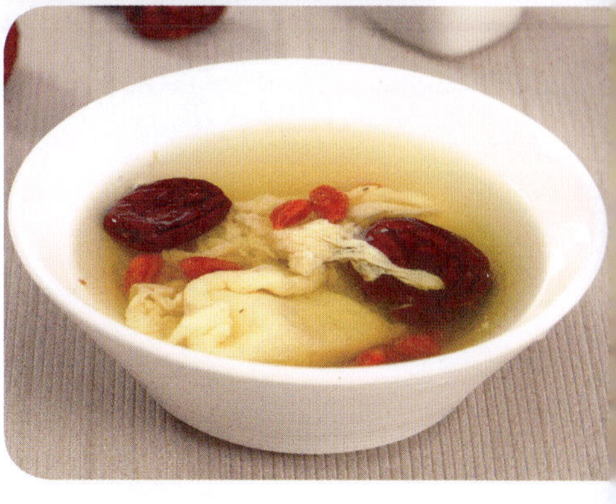

材料 枸杞子6克，红枣2枚，鸡蛋1个。

做法

1 枸杞子洗净，沥干；红枣洗净、去核。

2 将红枣与枸杞子一起放入锅中，倒入适量清水，水烧开后加入鸡蛋煮熟即可。

功效：枸杞子滋补肝肾，红枣补气养血。二者搭配鸡蛋煮汤，可促进产后妈妈身体恢复。

第 3 天

扫一扫，听音频

作息尽量和宝宝同步

顺产妈妈注意事项

- ☑ 提前准备出院事宜，回家后的衣服要方便穿脱且舒适。
- ☑ 房间温度保持在24~26℃，室内湿度冬季为40%~60%、夏天为50%~60%。天气干燥时，可使用加湿器。
- ☑ 夏季可以吹空调，但不要冷风直吹妈妈和宝宝。
- ☑ 如果妈妈因某些原因无法母乳喂养，需要回乳，可在饮食上增加一些抑制乳汁分泌的食物，如炒麦芽、人参、山楂、韭菜等。另外还要选择低热量、低脂肪且富有营养的食物，如鸡肉、牛肉、鸡蛋等作为进补食物。

温馨提醒

春天坐月子更应防风御寒

春季，万物复苏，气候逐渐变暖。但是，春季的风仍然比较寒冷，中医认为，风为百病之长。分娩后，妈妈的身体非常虚弱，腠理打开、百节空虚，风邪最容易乘虚而入，导致感冒、头痛、四肢关节疼痛等症状，所以春天坐月子，更需要注意防风御寒。

剖宫产妈妈注意事项

- ☑ 产后第 3 天，新妈妈基本适应了宫缩疼痛。这个时候适当下床活动，有助于恶露排出，降低发生感染的概率，还可以促进肠胃蠕动，预防肠粘连、便秘和尿潴留，但一定注意动作要轻缓。
- ☑ 弯腰、咳嗽、大笑等会牵拉切口，应尽量避免。
- ☑ 尽量侧卧喂奶，可避免压迫伤口，还能减少腰酸背痛。

顺产和剖宫产都需要注意的事儿

- ☑ 坐月子期间不要睡过软的床，因为此时骨盆尚未恢复，软床容易导致骨盆损伤，引起腰骶部疼痛等。最好选择床垫较硬的床或板床。
- ☑ 睡觉时尽量不要挤压乳房，否则易得乳腺炎。除了仰卧外，还可以左右侧卧交替，避免一侧乳房压迫过久。
- ☑ 月子期间保持良好、轻松的心态非常重要，看电视、玩手机有助于缓解抑郁情绪，但要注意每天不超过 1 小时，否则容易导致眼疲劳，发生屈光不正等眼病，还可能引发头痛、胸闷等症状。
- ☑ 适当吃些有助于睡眠的食物，如小米、桑葚、莲子、桂圆等。

顺产妈妈吃什么

餐次	搭配建议
早餐	煮鸡蛋、红薯玉米面糊、南瓜花卷、胡萝卜丝炒肉
加餐	香蕉奶昔
午餐	西芹花生藕丁、二米饭、麻油猪肝、清蒸鳕鱼
加餐	藕粉粥、核桃仁
晚餐	牛肉小米粥、蒜蓉菠菜、茄子馅包子
加餐	蒸蛋羹

剖宫产妈妈吃什么

餐次	搭配建议
早餐	小米粥、香菇肉末菜丝、蔬菜鸡蛋软饼
加餐	蒸苹果
午餐	二米饭、鸽子汤、木耳炒山药、蒜蓉西蓝花
加餐	益母草煮鸡蛋
晚餐	清汤面、多彩蔬菜羹、清蒸鲈鱼
加餐	小米粥

经典月子餐推荐

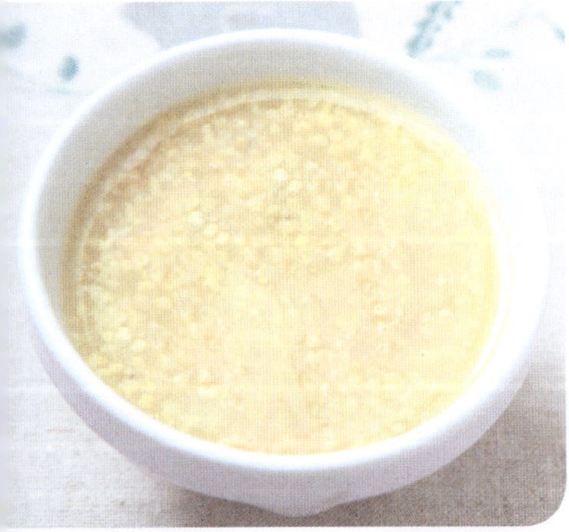

小米粥 促进肠胃恢复

材料 小米60克。

做法

1 将小米淘洗干净。

2 锅置火上，倒入适量清水烧开，放小米大火煮沸，再转小火，煮至小米开花即可。

功效：小米是滋养肠胃的佳品，产后妈妈肠胃虚弱，喝小米粥可以调理肠胃，补充营养。

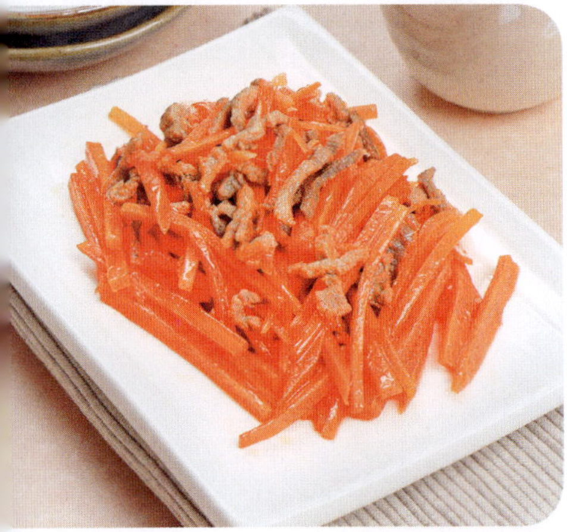

胡萝卜丝炒肉 补虚强身

材料 胡萝卜200克，猪瘦肉100克。

调料 葱丝、姜丝各5克，盐2克。

做法

1 胡萝卜洗净，去皮切丝；猪瘦肉洗净，切丝。

2 锅内倒油烧热，爆香葱丝、姜丝，下肉丝翻炒，放胡萝卜丝翻炒，加入盐和适量水稍焖即可。

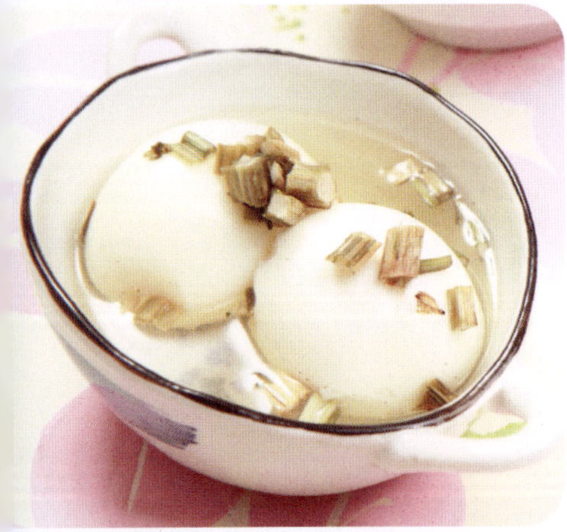

益母草煮鸡蛋 促进恶露排出

材料 益母草30克，鸡蛋2个。

做法

1 益母草去杂质，洗净，切成段，沥干；鸡蛋冲洗干净。

2 益母草、鸡蛋放入锅内，加水同煮，10分钟后鸡蛋熟，把外壳去掉，再放入此汤中煮15～20分钟即可。

第4～7天

扫一扫，听音频

腹式呼吸，更好地放松盆底肌

顺产妈妈注意事项

- ☑ 产后5～7天，顺产妈妈可以洗头了，水温控制在40℃左右，洗完后要及时把头发擦干、吹干。
- ☑ 回家后，继续坚持每天清洗会阴，大便后也要清洗。用纱布蘸生理盐水擦洗会阴时，先擦阴道口和两侧阴唇，从前往后擦洗，最后擦肛门。
- ☑ 避免食用生冷的凉拌菜，以免导致消化功能障碍，影响恶露排出。
- ☑ 如有侧切，在伤口愈合前切忌腹部用力，如提重物、下蹲等都不要做。

温馨提醒

注意补钙

- 少吃盐，多食醋，能提高钙的吸收和利用率。
- 钙和维生素 D 同补。维生素 D 能全面调节钙代谢，维持血中钙和磷的正常浓度。日常可通过晒太阳来提升体内维生素 D 的转化，促进钙吸收。

剖宫产妈妈注意事项

- ☑ 如果没什么异常情况，剖宫产妈妈一般在产后3～5天就可以出院。
- ☑ 虽然剖宫产妈妈可以出院，但依然不能走路过多。如病房到电梯的距离较远，或住宅小区内不许停车、步行很远才能到家，最好临时租借一辆轮椅代步。
- ☑ 多吃富含优质蛋白质的食物，如鱼类、虾、蛋、大豆制品等，促进伤口愈合。

顺产和剖宫产都需要注意的事儿

- 腹式呼吸能帮助妈妈降低盆底肌张力，使盆底肌肉放松。注意要在放松的状态下进行，可以听着舒缓的音乐做。先从仰卧位开始，再根据自己的身体情况调整到侧卧位、俯卧位、四足位、坐立位等，注意在俯卧位练习时不要挤压乳房。具体做法：用鼻子缓慢吸气，腹部像气球一样鼓起来，直至无法再吸入更多气体，腹肌和盆底肌拉伸；然后用嘴巴慢慢呼气，腹部慢慢回落，腹肌和盆底肌回缩。建议吸气用4秒，维持1~2秒，呼气用4秒，1分钟做6~7次腹式呼吸。每次训练5~10分钟，一天1~2次。以俯卧位的姿势练习腹式呼吸，腹部受到地面的阻力，更容易感受到吸入的气向腰两侧及后腰的位置扩张。
- 母乳喂养时间极具个性化。不要太纠结宝宝的吃奶量、吃奶时间是否与推荐量相同。所有的建议只是参考，每个宝宝各有特点，不一定要与推荐量完全符合。
- 按需喂养，不用限制喂奶次数和间隔时间。3 月龄以内的宝宝每天喂养次数在 8 次以上，刚出生的几天甚至会在 10 次以上。
- 一般产后第 4 天，妈妈开始正式分泌乳汁，有的人会稍晚些。开始泌乳后，妈妈可适当多喝点汤水，但要将汤内的浮油去除，以免摄入过多脂肪导致乳腺管堵塞。
- 乳房胀痛时要及时按摩，疏通乳腺管。
- 此时盆底韧带和腹部肌肉还处于松弛状态，要注意休息，避免加重腰背酸痛。

新妈妈吃什么

餐次	搭配建议
早餐	红糖酒酿蛋、麻酱蒸饼、上汤娃娃菜、煮鸡蛋
加餐	草莓、腰果
午餐	芹菜胡萝卜面、木瓜鲫鱼汤、小炒千叶豆腐、香菇粉丝煲
加餐	牛奶泡麦片
晚餐	豆沙包、花生红枣小米粥、木樨肉、红烧牛肉
加餐	红豆百合莲子汤

经典月子餐推荐

红糖酒酿蛋 帮助身体恢复

材料 鸡蛋1个，酒酿100克，红糖10克。

做法

1 锅置火上，放入适量清水烧开，加入酒酿和红糖，煮2分钟至红糖化开。

2 打入鸡蛋，搅拌均匀即可。

功效：红糖能养血，酒酿有开胃的作用，鸡蛋能补充蛋白质，三者搭配食用有助于加快身体恢复。

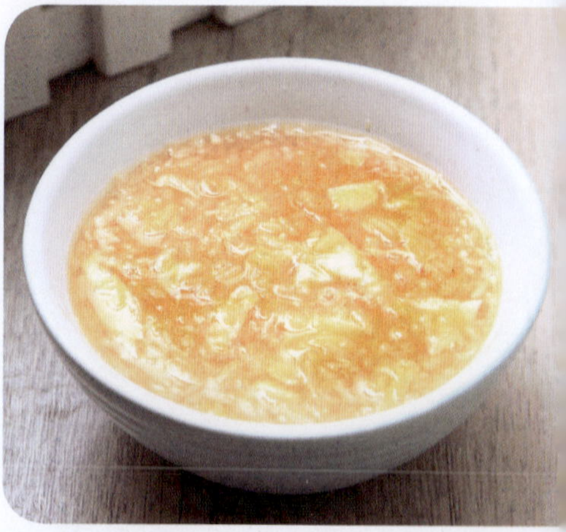

木瓜鲫鱼汤 通乳，健脾

材料 木瓜250克，鲫鱼300克。

调料 盐、料酒、葱段、姜片各适量。

做法

1 木瓜去皮除子，洗净，切片；鲫鱼治净，打花刀，放入油锅煎至两面金黄后盛出。

2 将煎好的鲫鱼、木瓜、葱段、姜片放在汤煲内，加适量料酒，加入适量清水，用大火煲40分钟，放盐调味即可。

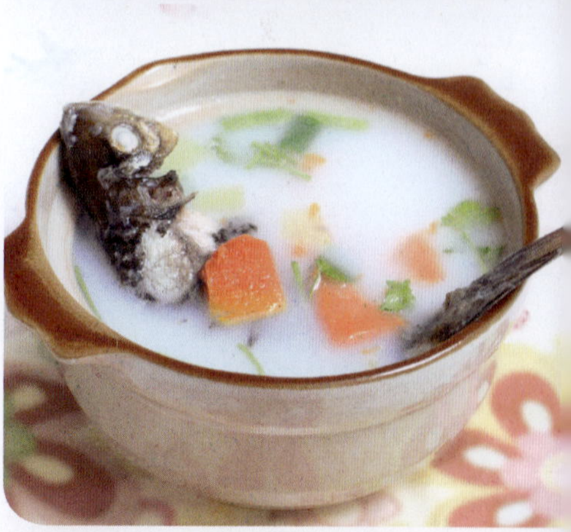

花生红枣小米粥 补虚止血

材料 小米30克，花生米30克，红枣2枚。

做法

1 红枣去核，洗净；小米洗净；花生米洗净。

2 锅置火上，加适量清水煮沸，加入红枣和花生米，大火煮开，加入小米煮至开花即可。

功效：花生米连红衣一起与红枣搭配煮粥，补虚止血，能帮助加快产后妈妈身体恢复。

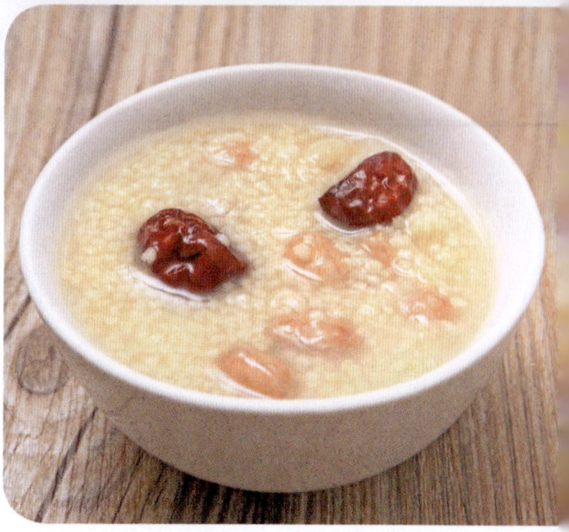

第 2 周

扫一扫，听音频

催乳为主，补血为辅

有利于催乳的饮食

- ☑ 均衡营养。营养充足是泌乳的基础，食物多样化是营养充足的基础，建议每天食物种类达到 12 种以上，每周达到 25 种以上，烹调油和调味品不计算在内。
- ☑ 多喝汤水。乳汁中接近 90% 都是水分，所以摄入充足的水分有利于乳汁合成、分泌。新妈妈每天都要多喝水，还要适当多吃流质食物，如鸡汤、鲜鱼汤、猪蹄汤、排骨汤、蔬菜汤、豆腐汤等，每餐都要有带汤水的食物。
- ☑ 多吃优质蛋白质。母乳中蛋白质含量很高，而这些蛋白质大部分都需要从食物中摄取。多吃优质蛋白质对提高奶水的质和量都非常重要。所以在日常膳食中，可适当增加鱼、禽、蛋、瘦肉、牛奶等食物的种类。
- ☑ 中医认为，红豆、莴笋、莲藕、黄花菜、茭白、猪蹄等食物有补虚催乳的作用，日常饮食可适当多摄入。远离容易导致回奶的食物，如炒麦芽等。

温馨提醒

喝汤吃肉，营养加倍

新妈妈在喝各种催奶的肉汤时，千万不要只喝汤，不吃肉。“营养都在汤里”这种说法是不对的，汤中的成分以脂肪为主，真正有用的蛋白质还是在肉里。所以，喝汤的时候要吃肉，这样才能达到补充营养的目的。

多补充铁元素

铁是合成红细胞的主要元素，如果怀孕期间摄取不足或生产时流血过多，产后则应该多补充铁。

食物中的铁

- ☑ 首选血红素铁，更容易吸收。多存在于动物性食物中，如动物肝脏、动物血、红肉等。
- ☑ 也可选择非血红素铁作为补充，在豆类、全谷（如全麦、燕麦和糙米等）、深绿色蔬菜等食物中含量较高。
- ☑ 摄入含铁食物的同时吃些富含维生素 C 的食物，如柿子椒、白菜、油菜等，能促进铁吸收。

注意洗浴时间不宜过长

剖宫产妈妈在切口愈合后可以洗澡。需要注意的是，顺产妈妈和剖宫产妈妈都要用淋浴，不可坐浴，且洗浴时间不宜太久，控制在5～10分钟为宜，水温以37～40℃最为合适。洗完应赶快擦干身体，及时穿好衣服，吹干头发，以免受凉感冒。

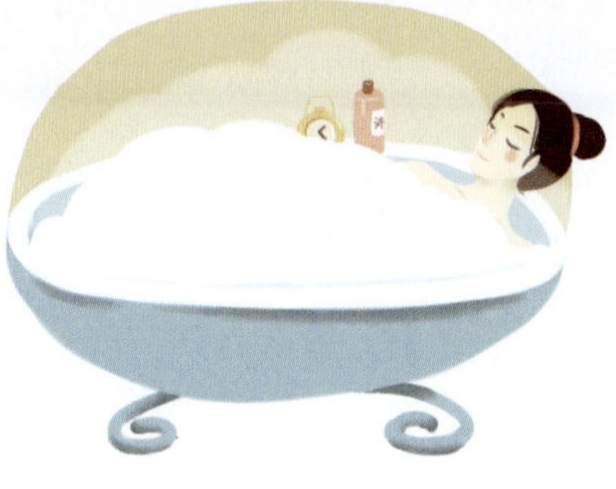

新妈妈吃什么

餐次	搭配建议
早餐	南瓜花卷、生滚鱼片粥、山药木耳炒莴笋
加餐	花生牛奶
午餐	二米饭、肉末嫩豆腐、炒藕片、花生枸杞煲猪肝
加餐	鸡汤馄饨
晚餐	蔬菜鸡蛋饼、彩椒牛肉丝、红枣蛋花汤
加餐	草莓酸奶、混合坚果

经典月子餐推荐

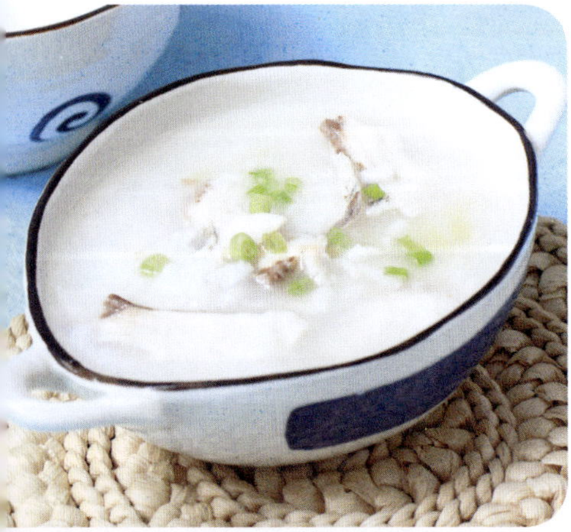

生滚鱼片粥 补血催乳，利水消肿

材料 黑鱼片 50 克，大米 100 克。

调料 葱花、姜末、料酒各 5 克，盐 1 克。

做法

1 大米洗净；黑鱼片洗净，加姜末、料酒拌匀，腌渍 15 分钟。

2 锅内倒水烧沸，放大米煮至软烂，倒入黑鱼片煮 3 分钟，加葱花、盐调味即可。

功效：黑鱼祛瘀生新，用来煮粥不仅可以催乳补虚，还有助于消化。

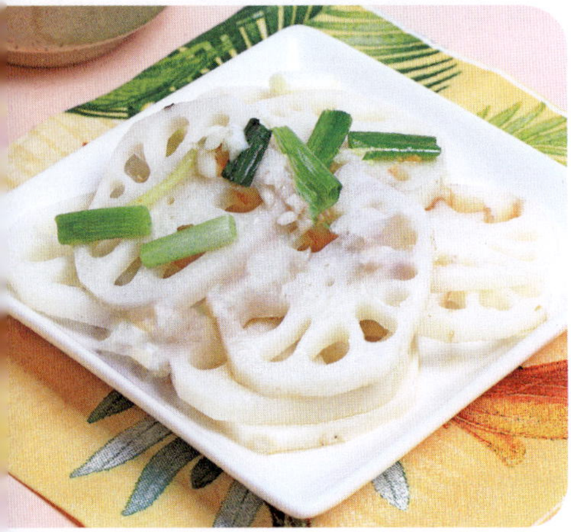

炒藕片 养血生肌

材料 莲藕 400 克。

调料 葱段、姜丝、蒜末各 5 克，盐 3 克。

做法

1 莲藕洗净，去皮，切片，焯烫捞出。

2 锅内放油烧热，放葱段、姜丝、蒜末炒香，放入藕片炒熟，加盐调味即可。

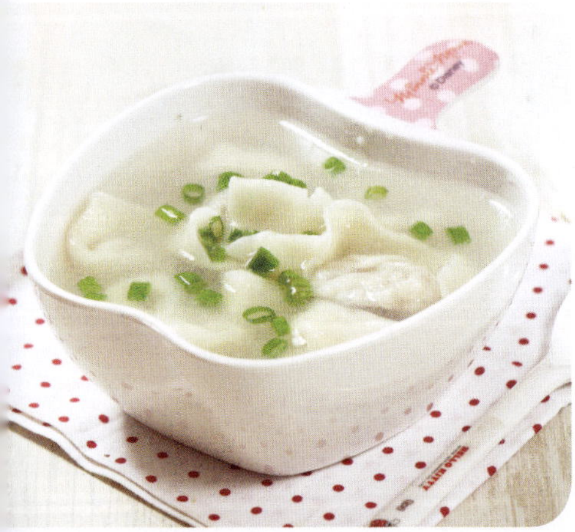

鸡汤馄饨 催乳，补气

材料 鸡肉 50 克，油菜 70 克，馄饨皮 10 张。

调料 鸡汤、葱花、盐各适量。

做法

1 油菜择洗干净，切成碎末；鸡肉洗净，剁成末，和油菜碎、盐搅匀做馅，包入馄饨皮中。

2 锅中加水和鸡汤，烧开，下入小馄饨，煮熟，撒上葱花即可。

第 3 周

扫一扫，听音频

注意劳逸结合，避免过度用眼

可适当做一些轻体力的家务活

经过 2 周的育儿实践，绝大多数妈妈已经能够熟练地照顾宝宝，并根据宝宝的作息时间调整自己的作息，精神状态也有所改善。所以从这周开始，妈妈可以做些轻体力的家务活，锻炼身体，有利于筋骨的恢复。

不要过度用眼，避免伤心流泪

新妈妈如果长时间上网、看电视或书报等，眼睛会提早老化，要保证每看 30 分钟休息 10 分钟。可以经常做一做眼保健操，吃些动物肝脏、黄绿色蔬菜等，这些食物中富含的维生素 A 或胡萝卜素能起到保护视力的作用。

产后如果经常哭泣、流泪，眼睛容易酸痛，会加速老化，甚至还可能引发青光眼、白内障等疾病。

所以家人要营造和谐温馨的家庭氛围，让妈妈安心坐月子。妈妈自己也要及时调整、排解情绪，避免月子期间流泪。

温馨提醒

保持好心情

经过前几周的调理，妈妈的身体逐渐恢复。在喂养、照顾宝宝的过程中，与宝宝之间的感情越来越亲密，也会带来巨大的愉悦感，心情也会好起来。

不要急着戴隐形眼镜

怀孕期间因为内分泌和全身多系统的变化，会影响角膜的生理和代谢，使眼睛出现诸多不适，所以不推荐佩戴隐形眼镜。产后全身各器官功能需要时间恢复，也不要过早佩戴隐形眼镜，以免加重眼睛疲劳。因此，建议新妈妈产褥期之后再佩戴隐形眼镜。

该穿哺乳文胸了

文胸能支持和承托乳房，不仅能预防乳房下垂，保护乳头免受摩擦，还能促进乳房血液循环，加速乳汁分泌，避免乳汁淤积而引起乳腺炎。所以，不要因为嫌麻烦而不穿哺乳文胸。

新妈妈要根据自己乳房的大小及时调整文胸的大小和罩杯的形状。选择哺乳期文胸的时候要特别注意：罩杯底边的宽度不要太窄，宽一些承托性比较好，对于身体的压力也比较小。另外，应选择透气性好的棉质文胸，最好是胸前有开口的文胸，方便哺乳。

过来人经验分享

开始分泌成熟乳，及时喂给宝宝

宝宝出生 14 天后，新妈妈的乳汁分泌逐渐稳定，这时候的乳汁不仅含有丰富的营养物质，还会根据宝宝的成长变化自行调整其中营养物质的含量。这种成熟乳要及时喂给宝宝，以促进宝宝健康发育。

新妈妈吃什么

餐次	搭配建议
早餐	鸡肉山药粥、醋熘土豆丝
加餐	煮鸡蛋、酸奶
午餐	猪蹄花生浓汤、牛奶馒头、葱烧海参
加餐	鸡蛋羹
晚餐	番茄杂蔬汤、彩椒牛肉丝、鸡蛋南瓜软饼
加餐	酸奶、香蕉

经典月子餐推荐

鸡肉山药粥 强身健体，改善体虚

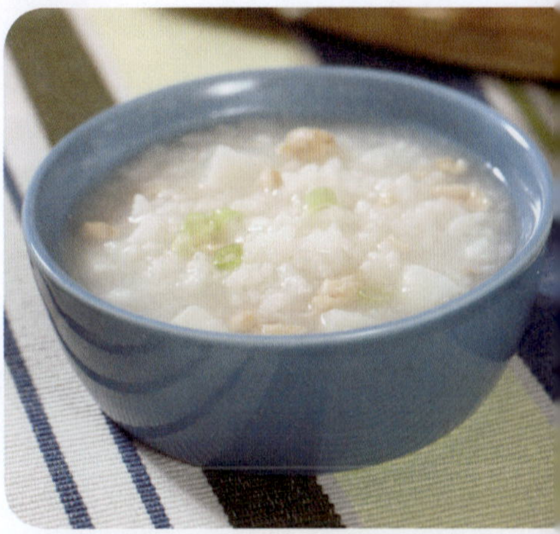

材料 大米 100 克，鸡胸肉 50 克，山药片 80 克。

调料 盐 2 克，葱花少许。

做法

1 大米洗净；鸡胸肉洗净切丁，炒熟盛出。

2 砂锅中加入大米、适量清水烧开，加入鸡丁和山药片煮沸，转小火熬煮至粥熟米烂，加盐调味，撒葱花即可。

鸡蛋南瓜软饼 健脾胃，补充热量

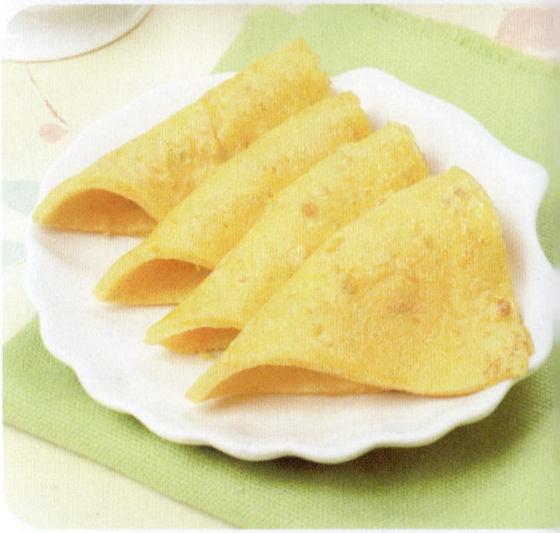

材料 面粉 120 克，南瓜泥 80 克，鸡蛋 1 个，酵母 2 克。

做法

1 面粉加酵母、南瓜泥和适量温水搅成面糊，磕入鸡蛋后搅匀。

2 锅内倒油烧热，舀入适量面糊，转动锅使面糊铺满锅底，用小火将面饼煎至两面金黄即可。

葱烧海参 补肾益精，改善产后虚弱

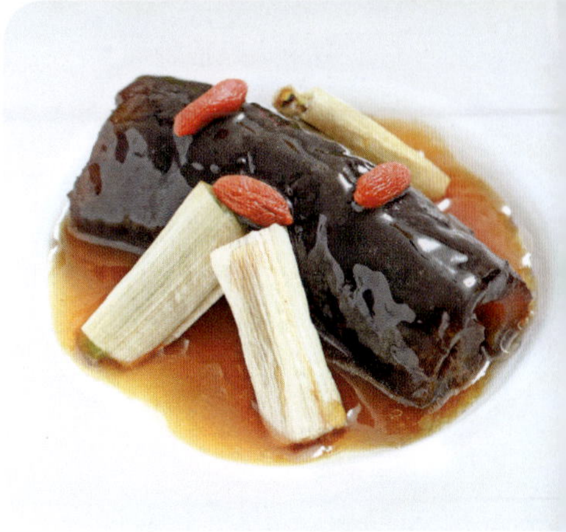

材料 水发海参 400 克，葱白段 50 克，枸杞子 5 克。

调料 姜片 5 克，料酒、酱油各 10 克，盐 3 克，葱姜汁、水淀粉各适量。

做法

1 水发海参洗净，焯烫后捞出；葱白段放油锅中炸香；枸杞子洗净。

2 锅中倒葱油烧热，倒酱油、料酒、葱姜汁、姜片，放入海参、枸杞子炖 10 分钟，加炸过的葱白段、盐，最后用水淀粉勾芡即可。

第 4 周

扫一扫，听音频

增强体质，补充体力

多吃增强体质的食物

产后第 4 周时，新妈妈的身体已经渐渐恢复，这个时期的饮食主要以增强体质、提高免疫力为主。因此，必须加强饮食调养，补充足够的营养，可以吃些富含蛋白质、维生素 A、维生素 C，以及锌、硒等微量元素的食物。

维生素 A： 动物肝脏（猪肝、牛肝等）、瘦畜肉、鸡蛋黄、奶及奶制品等。

维生素 C： 猕猴桃、鲜枣、橘子、大白菜等。

蛋白质： 奶制品、大豆及其制品、坚果、猪瘦肉、牛肉、鱼类等。

锌： 牡蛎、扇贝、虾等海产品以及坚果等。

硒： 鱼、牡蛎、红肉、洋葱、番茄、西蓝花、黑芝麻等。

如何应对产后漏奶

漏奶原因：乳房不能储存乳汁

乳头位置较低

看到别的妈妈喂奶时产生条件反射

气血虚弱

频繁吸奶、乳汁淤积导致的泌乳反射

- ☑ 佩戴合适的文胸，将乳房托起，保持乳头不下垂。
- ☑ 当感觉乳胀时，要及时喂奶或将乳汁吸出。
- ☑ 减少刺激，尽量避免看到能够引起条件反射的场景。
- ☑ 事先准备干净毛巾或防溢乳垫带在身边，以备擦拭或预防打湿衣物。
- ☑ 在公共场合出现漏奶时，可以双手交叉按压胸部，这样能减轻奶水过快流出，然后尽快到卫生间或母婴室处理。

温馨提醒

乳汁“变少”怎么办

- 乳汁变少可能是因为宝宝的需求量增加了。此时宝宝进入快速发育期，吃的奶多，妈妈就会感觉乳汁好像不够了。这时只要坚持每天固定哺乳次数，乳汁就会慢慢多起来。
- 乳汁变少也可能是因为宝宝行为改变所致，宝宝会在奶流速减慢时睡觉，停止吮吸。而当奶量真的减少时，宝宝就会扯乳头或哭闹。这时妈妈用手指刺激一下乳头，或喝杯水，都会使奶量增加。

避免疲劳，保护手腕

新妈妈要经常抱着宝宝喂奶，偶尔做些简单的家务，还可能会看手机、玩电脑等，都会导致手腕过于疲劳，造成手腕疼痛。所以，新妈妈要掌握抱宝宝的正确姿势（参见第72页），也可以让家人帮忙多抱宝宝，并减少玩手机和电脑的时间，多休息。

如果调整了一段时间后，手腕仍不舒服，应及时就医，看是否患了腱鞘炎，如果是，就需要在医生的指导下进行治疗。

正常洗浴，促进血液循环

这个阶段，妈妈的恶露大多已经结束，可以正常洗浴了。为避免细菌侵入阴道，建议采取淋浴。需要注意的是，洗浴后要及时擦干，外阴可以用毛巾蘸温水轻柔擦洗。

新妈妈吃什么

餐次	搭配建议
早餐	排骨菠菜面、小葱拌豆腐
加餐	猕猴桃、腰果
午餐	清蒸牡蛎、米饭、豆腐汤
加餐	香菇猪肉馄饨
晚餐	八宝饭、通草炖猪蹄、菠菜炒鸡蛋、番茄菜花
加餐	牛奶

经典月子餐推荐

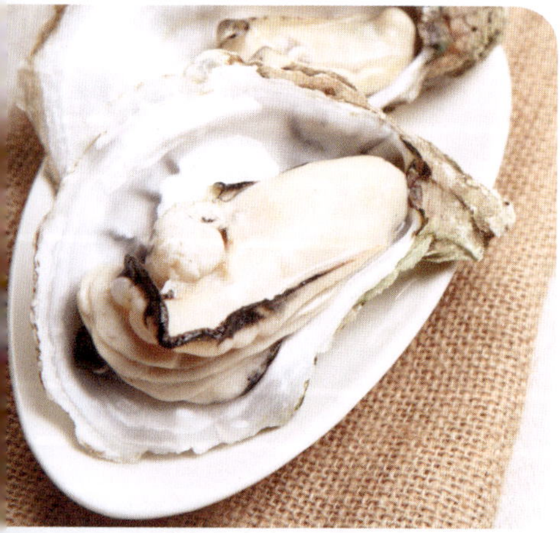

清蒸牡蛎 提高免疫力

材料 新鲜牡蛎500克。

调料 生抽、芥末各适量。

做法

1 牡蛎用刷子洗净，生抽和芥末调成味汁。

2 锅内加水烧开，将牡蛎凹面朝下放入蒸屉。

3 蒸至牡蛎开口，再过3～5分钟即可出锅，吃时蘸调味汁。

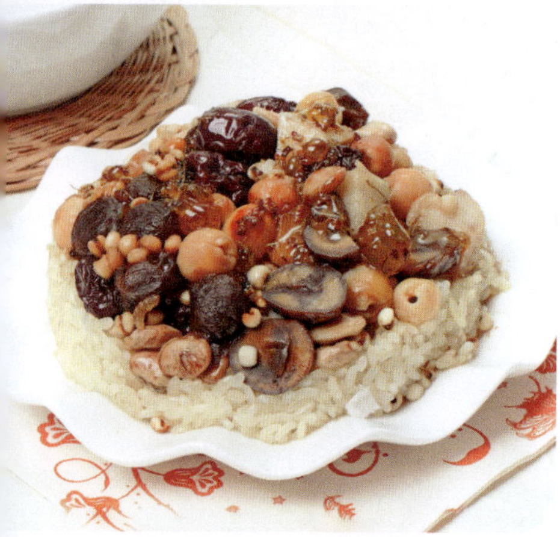

八宝饭 恢复体力

材料 山药、薏米、白扁豆、莲子、桂圆、板栗肉各15克，红枣6枚，糯米150克。

做法

1 上述食材分别洗净，糯米加水，与其他食材分2次蒸熟；板栗肉切片。

2 碗底铺匀其他食材，再铺上糯米饭倒扣在盘中即可。

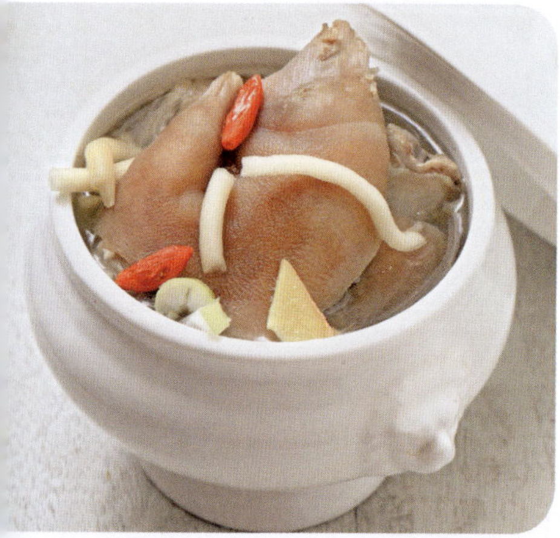

通草炖猪蹄 通乳，补气血

材料 净猪蹄500克，通草5克，枸杞子3克。

调料 盐2克，料酒10克，葱段、姜片各5克。

做法

1 猪蹄剁小块，焯烫去血沫备用；通草洗净。

2 汤锅内加适量清水，放入猪蹄块、料酒、葱段、姜片大火煮开，慢火炖1小时，放入通草再炖1小时，加枸杞子煮10分钟，加盐调味即可。

第5～6周

扫一扫，听音频

补肾养血，恢复完美体态

愉悦身心，更有利于身体恢复

进行户外活动，愉悦心情

在天气温暖无风的时候，新妈妈可以带着宝宝到户外晒晒太阳，既可以呼吸到新鲜的空气，愉悦身心，预防和缓解产后抑郁，又能让宝宝开始认识这个美妙的世界，增强新妈妈对母亲角色的认同感。

注重个人形象，利于瘦身

即使做了妈妈，依然要抽出时间关注自己、爱自己。每天要记得挤出时间好好打扮自己，好好梳头，弄个漂亮的发型；好好洗脸，做个脸部按摩……这样不仅可以增加身体的活动量，还会让自己收获一个好心情，增加产后瘦身的动力。

多吃强腰固肾食物，补养肾气

不少新妈妈会因看护宝宝而感觉身体疲惫、腰酸背痛等，这时可多吃一些补养肾气的食物帮助缓解。

- 适当多摄入黑色食物。黑色食物能滋阴补肾，如黑米、黑豆、木耳、黑芝麻、黑枣、葡萄、海带、紫菜等，可适当多吃。
- 咸味食物摄入要适量。中医认为“咸入肾”，因此咸味适度可以养肾，过咸则伤肾。西医的观点认为，盐摄入过量会加重心脏负担，导致高血压等疾病。所以日常饮食要坚持少盐原则。
- 以形补形。中医素有“以形补形”的食疗理论，可适当多吃猪腰、羊腰等帮助强腰固肾，减轻腰酸背痛。

- ☑ 多吃些高钙食物。钙能帮助强健筋骨，维护骨骼健康。可多吃奶及奶制品、鱼虾、豆类、绿色蔬菜等进行补钙。此外，多晒太阳也有助于钙的吸收。

温馨提醒

不靠节食管理身材

身体健康是第一位的，产后妈妈想要恢复身材一定要用科学的方式。可将每天摄入的总热量恢复至怀孕前的水平（中等身材、标准体重的女性，每天需摄入1600～1800千卡的热量），坚持早餐吃好、午餐吃饱、晚餐吃少，晚餐后不再吃其他零食，并搭配适量运动，这样才能健康地恢复身材。

多吃乳房“喜欢”的食物

- ☑ 大豆及其制品：富含异黄酮，能调节女性体内的雌激素水平，减轻乳房不适。
- ☑ 木耳、香菇：增强人体免疫力。
- ☑ 海带：富含碘，可调节内分泌，降低女性患乳腺增生的风险。
- ☑ 牛奶及奶制品：含丰富的蛋白质和钙，可预防乳腺炎。

新妈妈吃什么

餐次	搭配建议
早餐	红莲子燕麦粥、时蔬炒魔芋、蔬菜沙拉、奶黄包
加餐	鸡蛋羹
午餐	南瓜米饭、排骨豆腐虾皮汤、番茄炒山药
加餐	柠檬水、鲜枣
晚餐	黑豆紫米粥、韭菜鸡蛋盒子、姜拌海带、麻油猪腰
加餐	香蕉酸奶、混合坚果

经典月子餐推荐

红莲子燕麦粥 控体重，养心神

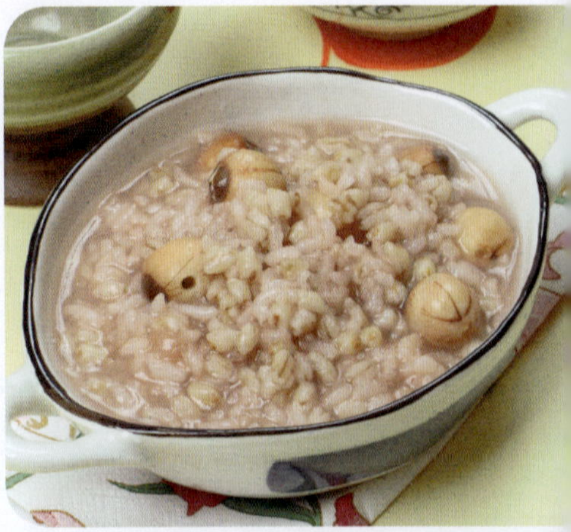

材料 水发红莲子、燕麦、大米各 50 克。

做法

1 上述食材分别洗净，燕麦用清水浸泡 30 分钟。

2 所有食材一起放入锅中，加适量清水用大火烧开，转小火煮 20 分钟，关火后再闷 10 分钟即可。

番茄炒山药 养颜消食

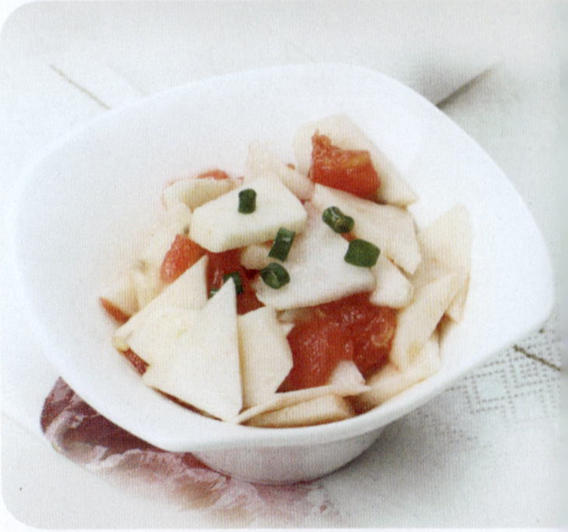

材料 山药 200 克，番茄 100 克。

调料 葱花、姜末各 5 克，盐 2 克。

做法

1 山药去皮，洗净，切菱形片，沸水焯烫一下；番茄洗净，去皮，切小块。

2 锅内倒油烧热，爆香葱花、姜末，放山药片翻炒，再加番茄块和盐，炒熟即可。

麻油猪腰 强腰补肾

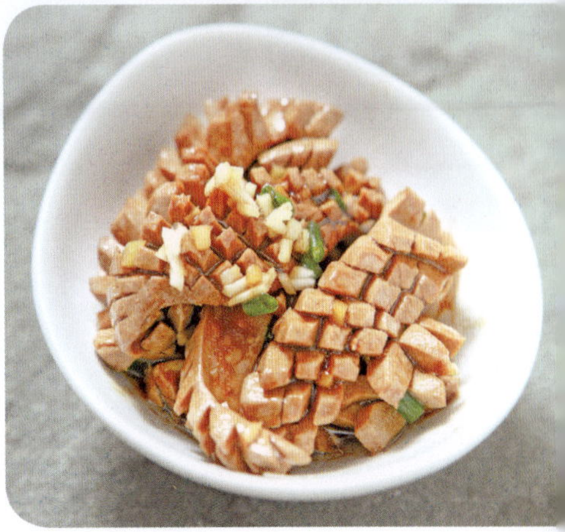

材料 猪腰 200 克。

调料 胡麻油 10 克，葱花、姜末、水淀粉各 5 克，酱油 1 克，料酒 6 克，盐 2 克。

做法

1 猪腰处理干净，切花刀，放入沸水中稍焯，迅速捞出；将酱油、盐、水淀粉和适量清水调成味汁。

2 锅内倒胡麻油烧热，爆香葱花、姜末，再放入腰花，加料酒翻炒，倒入味汁炒匀即可。

扫一扫，听音频

大肚子又漏尿，是先解决漏尿问题？还是先把内脏归位呢？

医生答： 大肚子和漏尿，其实都在提示核心肌群力量减弱了。孕期子宫不断增大，会对各个器官造成挤压，而产后子宫立即变空，内脏因为不再受压迫并且失去了支撑就变得非常松垮。所以要先把内脏归位。

帮助内脏归位的方法：①坚持母乳喂养可促进子宫收缩。②坚持锻炼核心肌群力量。③避免久坐。④少食多餐。

产后恢复训练困难重重，难以坚持怎么办？

医生答： 产后恢复训练难以坚持，可能与新妈妈设置的目标太高有关。刚开始可利用碎片化的时间进行训练，比如宝宝醒着的时候躺在床上，妈妈就可以站在旁边做一些动作，宝宝既能看见妈妈获得安全感，又能模仿妈妈的动作。

在习惯碎片时间运动之后再逐步增加训练的内容，每天精确地练一个身体部位即可。也可以借助测评软件，制订适合自己的训练计划。

火爆朋友圈的产后恢复项目到底有没有必要做?

医生答: 女性生产后，身体的修复是自然而然的，如果产后 42 天检查没有发现异常，保持良好的饮食和生活习惯，加上必要的锻炼，一般都可以自行恢复，不需要做特殊的产后修复治疗。如果感到身体恢复不好或检查有异常，可在专业医生指导下进行产后修复治疗。产后修复需要根据个人情况制定方案，市面上的产后康复产业鱼龙混杂，妈妈们应保持理性，不要因身材焦虑而乱花钱。

妊娠纹又多又难看，该怎么办?

医生答: 妊娠纹虽然不对健康构成威胁，但令许多产后妈妈感到苦恼，以下方法可以帮助淡化妊娠纹。

1. 使用含有甘醇酸或羟基酸的保湿乳等，可加速淡化效果。
2. 补充维生素 C。使用含有维生素 C 的护肤乳液涂抹在妊娠纹上，可以促进胶原蛋白合成。也可以口服维生素 C 补充剂。
3. 做好保湿，选择含有可可油或乳木果油等深层保湿成分的产品,每天3～4次，可帮助减轻妊娠纹。

剖宫产女性不会出现盆底肌受损吗?

医生答: 并不是。怀孕期间，女性腹腔的压力会随着胎儿月份增加而增大，持续的压力会让盆底肌受损，所以不管是自然分娩还是剖宫产，都会有盆底肌损伤的可能，在产后都需要注意盆底肌修复。

产后恢复慢，怎么办？

医生答：产后恢复需要科学地进行。首先，应关注子宫的恢复情况。一般在产后4～6周恶露排净，则表示子宫恢复正常，如果恶露中有血块、出血量增多或不好的气味等，则表示子宫收缩不良或有感染，应及时就医。其次，要保持充足的休息、膳食的营养均衡及心情的愉悦。“静”和“动”的休息都需要有，不能总是躺着，适当下床走走、做些简单的修复小动作都很有必要。另外，保持私处清洁和卫生、房间定期通风等，都有助于加快恢复。

一胎没有做产后康复，二胎再做还来得及吗？

医生答：有的人生完第一胎感觉自己恢复得很快，就没做产后康复或者打算等到生完第二胎一起做。其实，这种想法是错误的。在生完一胎以后要抓住黄金修复期，及时对盆底肌进行修复。如果等生完二胎再进行修复，就可能会在怀二胎时出现漏尿的情况，产生“1+1＞2”的损伤。因此，生完一胎后要及时进行修复。如果错过了一胎的产后康复黄金期，仍然可以做产后康复，只不过康复的疗程会多一些，时间会久一些，但只要坚持并保持乐观的心态，也可以改善体形，促进身体恢复，对于大部分人来讲还来得及。

第二章

产后常见疾病与不适护理有办法

恶露不尽

扫一扫，听音频

恶露是指分娩后由阴道排出的胎盘剥离后产生的血液、黏液、坏死的组织和细胞等物质。恶露排出是产后子宫复旧过程中出现的正常生理现象，一般4～6周会基本排净。如果超过这段时间仍有恶露，且颜色和气味有异常，如恶露呈脓性并有臭味或带血较多等，就属于产后恶露不尽。

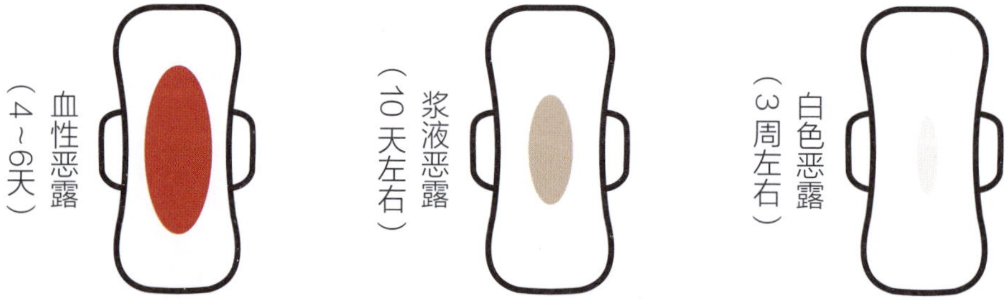

产后及时排尿、尽早下床，防感染、促进恶露排出

顺产后应在4～6小时排尿，剖宫产一般在术后24～48小时待膀胱恢复排尿功能后将导尿管拔出后排尿，顺利排尿可预防发生尿潴留进而引起大出血或膀胱炎等。在顺产后4～6小时、剖宫产后的12～24小时适当下床活动，能促进子宫收缩和恶露排出。

按摩子宫，帮助排出恶露

产后妈妈仰卧在床上，将双手掌叠放在肚脐周围，顺时针环形按摩5分钟，以局部有微热感为宜，每日按摩1～2次。

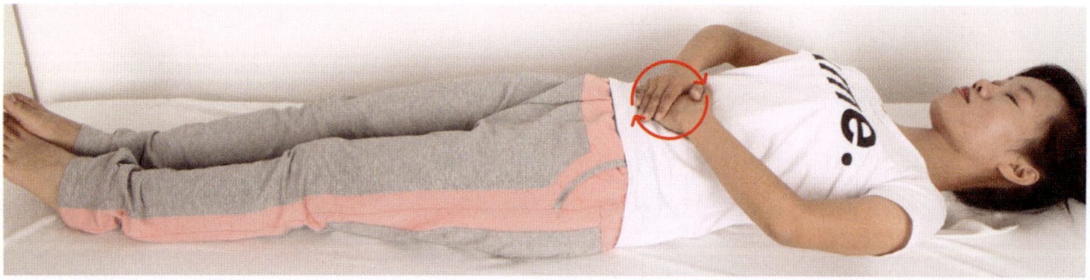

饮食调理恶露不尽

- 可吃些活血化瘀的食物，如木耳、红枣、生姜、阿胶等。
- 食用胡麻油，可促进恶露排出。
- 感觉乏力时可以喝鸡汤、桂圆汤、红枣汤等。
- 产后服用生化汤可活血散寒，帮助排出体内恶露。但要注意服用时间，通常产后第3天开始服用，服用7～10天即可。
- 除了按摩子宫、饮食调理外，母乳喂养也可以促使恶露排出，孩子吸吮乳头会刺激脑垂体分泌大量缩宫素，促使子宫收缩的同时帮助恶露排出。

经典月子餐推荐

生化汤 活血祛瘀，促进恶露排出

材料 当归 20 克，川芎 15 克，炮姜、炙甘草各 1 克，桃仁（去皮、尖）10 克。

调料 黄酒 10 克。

做法 将桃仁敲碎后与其他材料一起放入锅中，加黄酒和水（以没过药材为宜），煎成汤。每天正餐前空腹温热服用。

用法 一般顺产妈妈在产后第 3 天饮用，剖宫产妈妈最好在产后第 7 天再开始饮用。不宜长时间服用，以 7 天为宜。

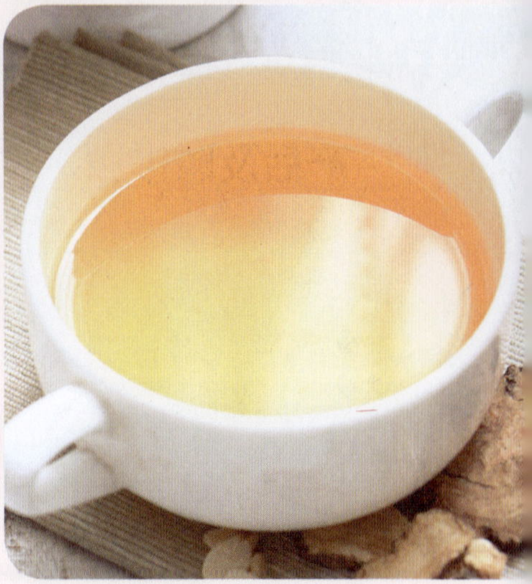

需要求助专业医生的情形

- 恶露量多（半小时浸湿 2 片卫生巾）、血块太大、血流不止等，或恶露量慢慢减少后又突然增多。
- 血性恶露颜色灰暗且不新鲜，并伴有子宫压痛，出现感染症状。
- 血性恶露持续 2 周以上，且为脓性、有臭味，可能出现细菌感染。

尿失禁

扫一扫，听音频

有些妈妈在产后每次咳嗽、大笑时，都会有尿液漏出，或者每天频繁排尿但总感觉排不干净，这就是常让产后妈妈感到尴尬的尿失禁。

盆底肌功能受损是产后漏尿的元凶

1 孕期体内激素变化，导致产后盆底肌肉功能未完全恢复。

2 生产过程中，盆底肌肉和韧带因过度拉伸受损。

3 盆底肌在孕期已经受损出现漏尿，产后没有恢复。

4 产后便秘使盆底肌受损情况加重。

盆底功能受损

漏尿

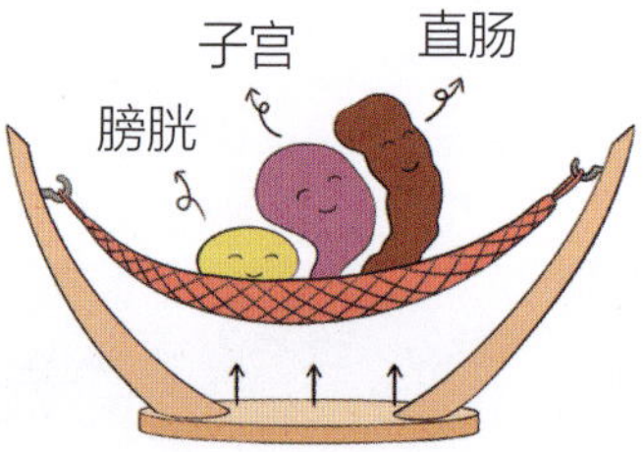

健康的盆底肌

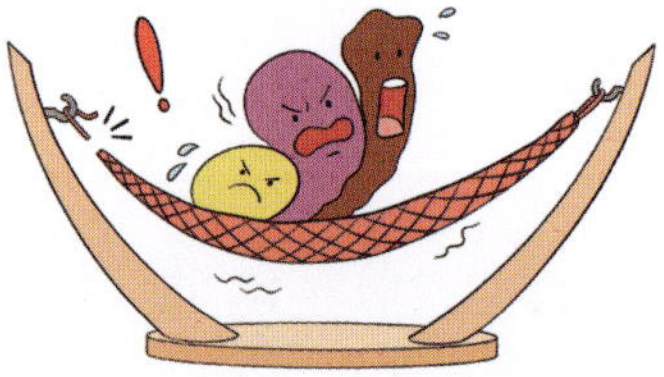

受损的盆底肌

不能忽视产后 42 天的盆底筛查

产后 42 天至 6 个月内是产后恢复的黄金期，建议新妈妈在产后 42 天及时进行常规的产后复查，包括子宫 B 超、阴道分泌物检查、血常规、尿常规等，以了解伤口恢复情况、乳汁分泌情况。一般还会做一个指检，检查阴道壁和盆底肌力情况。

凯格尔运动

在小便过程中尝试夹断尿流，感觉收紧的那部分肌肉就是盆底肌。凯格尔运动能锻炼盆底肌，缓解尿失禁。练习时平躺在床上，放松，两腿自然伸直，不要夹紧，双脚向外旋，正常呼吸，切忌腹式呼吸。注意此套动作**应该在恶露排干净之后再做**，且在做的过程中要根据自己的情况将臀部抬到合适的高度，一旦感觉腰部不适就要立刻停下来。

在收缩盆底肌时，应注意避免腹部、大腿内侧、臀部肌肉收缩。可以将凯格尔运动融入开车、看书、看电视、打电话等日常行为中。凯格尔运动和臀桥一起做，效果更好。做法如下。

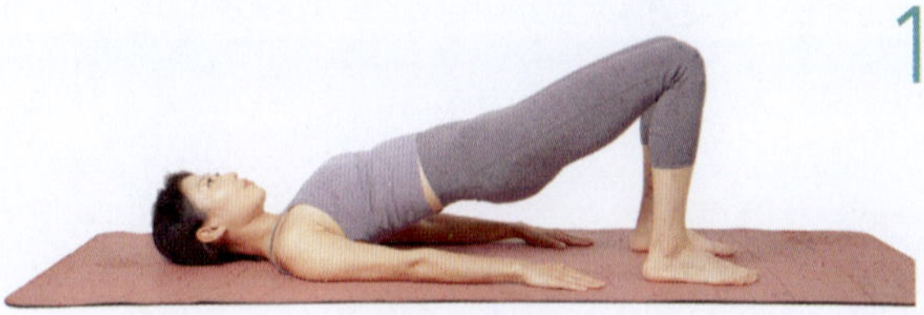

1 平躺，双膝弯曲，吸气时，抬高臀部，收缩盆底肌，保持 5 秒左右。

扫一扫，看视频

2 呼气时，放下臀部，放松5秒左右。循环往复，每组收缩放松10～15次，每天做3～8组。

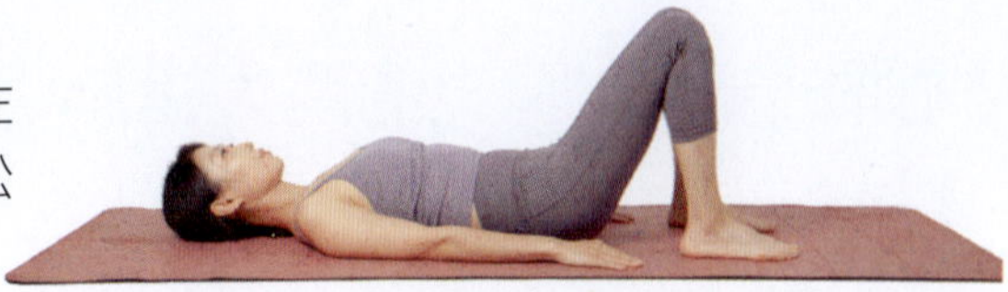

饮食调理尿失禁

- ☑ 多吃新鲜蔬果，改善便秘，减轻腹压对盆底肌的压力，缓解尿失禁。
- ☑ 适量吃些升阳补气的黄芪，可煮粥或泡茶，能帮助缓解尿失禁。

需要求助专业医生的情形

如果出现咳嗽漏尿、下体坠胀、盆底疼痛等症状，需要及时就医，遵医嘱通过电刺激、磁刺激、射频等物理手段，针对性修复产后受损的盆底肌肉、神经、筋膜等组织。

乳腺炎

扫一扫，听音频

产后乳腺炎，是发生在乳房部位的急性化脓性疾病，主要表现为患侧乳房局部区域变硬、红肿、疼痛，体温常常大于 38.5℃，乳汁分泌可能减少。

冷敷、按摩和排空乳汁预防乳腺炎

乳汁淤积易导致乳腺炎

局部冷敷：用常温下的凉毛巾或者圆白菜等进行冷敷，能减轻疼痛、通畅乳汁。

排空乳汁：通过让宝宝吸吮、吸奶器抽吸、用手挤压等方式来排空乳房。

按摩：用双手的手掌托住乳房的上、下方，由基底部向乳头来回按摩，刺激乳汁分泌。

预防急性乳腺炎的两大措施

避免乳头皲裂

具体方法见第 85~86 页。

用正确方式喂奶

正确的衔乳方法：喂奶时，妈妈先轻触宝宝嘴唇，待宝宝张大嘴后，迅速将乳头和乳晕放入宝宝嘴巴中，让宝宝的嘴包住乳头和乳晕或大部分乳晕，下巴紧贴乳房。喂奶时一定要避免压迫到胸部顶端，否则可能会使乳头的方向改变，导致乳腺堵塞。

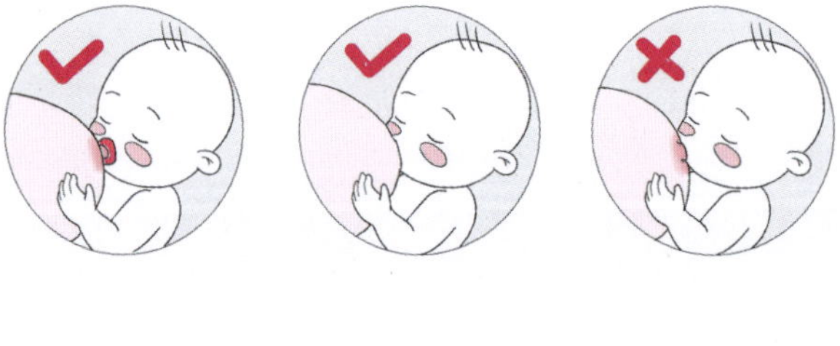

正确的喂奶姿势

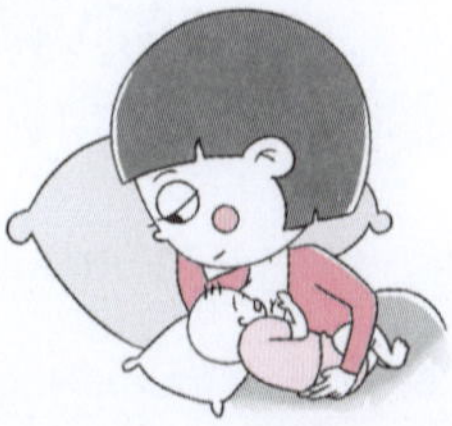

1 侧卧：妈妈侧卧在床，让宝宝面对乳房，一只手轻搭在宝宝臀部，另一只手将乳头送到宝宝嘴里，然后放在枕旁。

2 摇篮抱：妈妈靠坐在有扶手的椅子或床头，把宝宝揽在怀里，宝宝后背靠着妈妈的前臂，用手肘托住宝宝的头颈部，不要弯腰或探身。另一只手放在乳房下呈“U”形支撑乳房，让宝宝贴近乳房，喂奶。

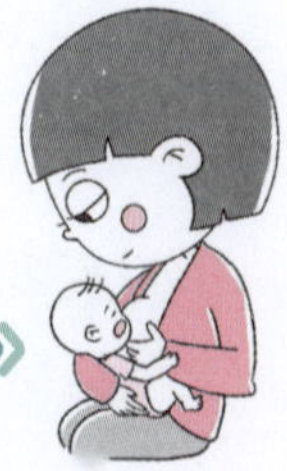

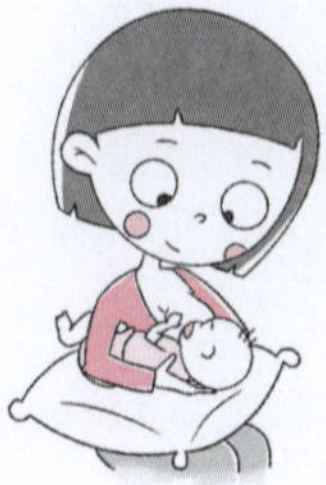

3 足球抱：将宝宝抱在身体一侧，胳膊肘弯曲，用前臂和手掌托着宝宝的身体和头部，让宝宝面对乳房，另一只手将乳头送到宝宝嘴里。在腿上放个垫子，宝宝会更舒服。

饮食调理乳腺炎

- 多吃清淡、富有营养的食物。如番茄、菠菜、丝瓜、黄瓜、绿豆、鲜藕、金橘等具有清热作用的蔬果，以及具有软坚散结作用的海带。
- 避免摄入过多的油脂。妈妈不要无节制地进补高蛋白、高脂肪的食物，以免哺乳初期分泌的乳汁过多，导致乳腺导管阻塞，引发乳腺炎。
- 乳腺炎的化脓期应少吃有“发奶”作用的荤腥汤水，如猪蹄汤、鲫鱼汤等；忌食辛辣、刺激、油腻之品，以免加重病情。

需要求助专业医生的情形

在乳汁化脓期，乳汁淤积超过3天，伴有乳房疼痛加剧、高热难退等症状，应及时就医，配合药物治疗；如果乳腺炎发展到溃后期，乳房形成脓肿，建议尽快就医。

温馨提醒

得了乳腺炎也建议继续哺乳

停止哺乳不但会影响宝宝的喂养，还会加重乳汁淤积，因此如果乳腺炎没有严重到住院治疗、医生严格要求停止哺乳的程度，建议继续哺乳。

贫血

扫一扫，听音频

身体的产后贫血信号

很多妈妈在生产过程中大量失血，会在产后出现因气血亏虚导致的头晕、面白、乏力等贫血症状。可以通过以下三个方法判断自己是否是产后贫血。

看嘴唇

看嘴唇与周围的皮肤区分是否明显，如果边界不清楚，就表示可能贫血。

看眼睑

看眼睑内侧的颜色是否浅淡，如果浅淡，则表示可能贫血。

看甲床

指甲朝上向内弯曲，看指甲是否红润，同时用大拇指按压一下，然后拿开，看颜色变白以后是否能马上恢复，如果不够红润，且不能马上恢复，则表示可能贫血。

怀疑贫血时，应去医院检测。一般来说，**成年女性血红蛋白低于 120 克 / 升，孕妇血红蛋白低于 110 克 / 升，即可诊断为贫血。**

产后贫血食补，首选动物性食物

动物性食物所含血红素铁吸收率高

红肉：如猪肉、牛肉、羊肉等，富含血红素铁，是补铁的好选择。

动物肝脏：肝脏为动物的造血器官，是公认的补铁佳品，含铁量高且易被人体吸收。

动物血：每 100 克鸭血含 30.5 毫克铁，每 100 克猪血含 8.7 毫克铁。动物血不仅含铁量高且胆固醇含量低。

植物性食物中的铁不易吸收，可用于辅助补铁

植物性食物中所含非血红素铁的吸收率比血红素铁低，其中的植酸、草酸等也会影响铁的吸收，日常饮食可选择如葵花子、榛子、芝麻等坚果类及绿叶蔬菜等作为动物性补铁食物的补充，保证饮食多样化。

食物补不够，铁剂来帮忙

如果贫血症状比较严重，可以遵医嘱服用铁剂来帮助补铁。服用铁剂时可以选择对胃肠道刺激相对较小的有机铁。同时注意，含铁量高的铁剂只需服用小剂量就可以满足身体需要，如琥珀酸亚铁、富马酸亚铁、多糖铁复合物等。

还需要注意的是，不要在贫血症状改善后马上停止服用，要再继续服用6～8周，使身体里储存的铁也得到补充。

温馨提醒

吃红枣、红糖并不能补铁

民间常常流传着吃红枣或红糖等这些“红色”食品可以补血的说法。但是“补铁”和“补血”并不完全是一个概念。另外，红糖和红枣的含铁量并不高，而且它们所含的都是非血红素铁，吸收率较低，并不是补铁佳选。

经典月子餐推荐

西芹炒鸭血　补铁补血，润肠通便

材料　鸭血 250 克，西芹 100 克。

调料　葱花、蒜片各 5 克，盐、五香粉各 2 克。

做法

1. 西芹取梗，洗净后切斜段；鸭血洗净切条，入沸水中焯烫，捞出。
2. 锅内倒油烧热，爆香葱花、蒜片、五香粉，放入西芹段略炒，再加入鸭血条炒至变色，加盐调味即可。

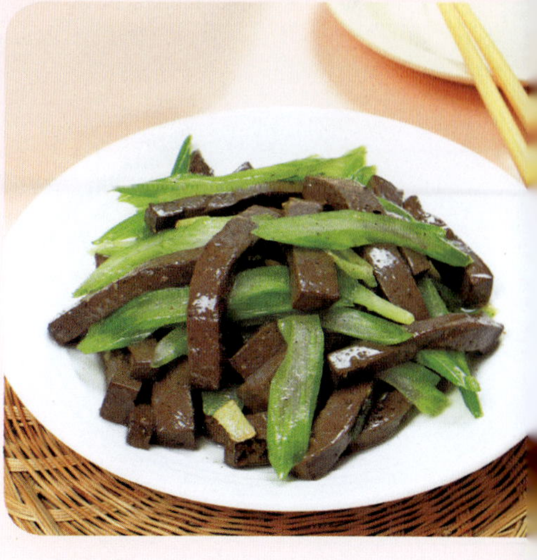

功效：西芹富含膳食纤维，可润肠通便；鸭血富含铁，有补铁补血的功效。

脱发

扫一扫，听音频

在产后每天有数十根至百根头发掉落是正常现象。通常在产后4个月时，掉发量会达到最高峰，一般在产后6～15个月会恢复正常，因此对于脱发，妈妈们不用过分紧张。

一招判断是否为产后脱发

可以用手轻轻抓一撮自己的头发，并在不同的部位重复几次，如果每次掉发都超过 3 根，就要引起警惕了。此外，若发现头发明显减少、头皮明显可见、脱发时间过长，也要引起重视。

产后保持头皮清洁，减轻脱发现象

月子期间洗头注意事项

- 最佳洗头时间：顺产妈妈产后2～3天；剖宫产妈妈产后7天左右
- 一周洗头1～2次，保持清洁即可
- 洗头时用指腹轻轻按摩头皮，不要用指甲抓
- 洗头后及时擦干，用吹风机暖风吹干
- 水温控制在40℃左右，室温控制在24～26℃
- 选择刺激性小的弱酸性洗发水，更有益头皮健康

进行头皮护理，促进血液循环

☑ 常用木梳梳理头发，可以加速头皮血液循环，促进新发生长。同时，扎头发时不要扎太紧，否则可能让头皮产生额外的压力，使脱发问题更加严重。

- ☑ 按摩头皮促进头发生长。可在每天起床后，用双手五指叩击头皮5～10分钟，使头皮温度升高，再用双手的指腹揉搓头皮，每分钟来回揉搓30～40次，每次5～10分钟。坚持按摩可护养头皮，促进新发生长。
- ☑ 按揉百会穴。用中指按揉百会穴（位于头顶部，两耳尖连线的中点处），顺时针转 36 圈，有升阳固脱的作用，可改善脱发。

养护秀发的食材推荐

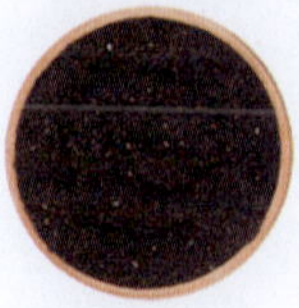

黑芝麻

黑芝麻富含蛋白质和各种矿物质，可缓解脱发。

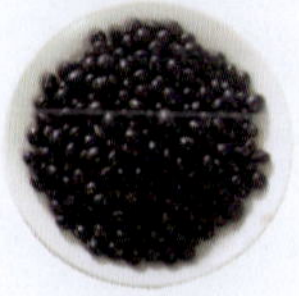

黑豆

黑豆是乌须黑发的佳品，其富含黑色素、优质蛋白质，可促进毛发再生，使头发乌黑浓密。

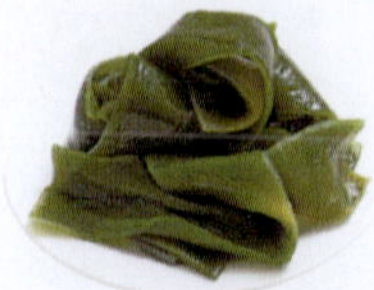

海带

海带含有多种维生素和矿物质，常吃海带能润泽头发，促进头发生长。

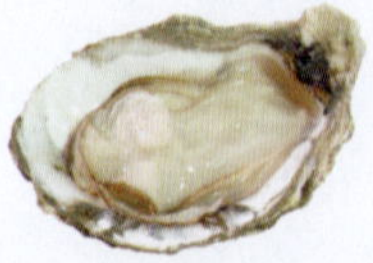

牡蛎

牡蛎富含锌和硒，能促进头发健康生长。

保持心情愉悦

产后脱发大多数情况下与生理激素水平的变化有关，会自然恢复。因此不必过分担忧，放松心态，健康生活，保证充足的睡眠。

需要求助专业医生的情形

产后脱发是普遍现象，只要注意护理、补充营养，是可以解决的。但如果脱发量太多，或在产后 1 年以后脱发情况仍未好转，则有可能是其他原因导致，如女性雄激素性脱发、缺铁性贫血等，则应及时就医，或严格遵医嘱使用米诺地尔酊等药物。

水肿

扫一扫，听音频

产后为什么会水肿

产后水肿的原因

- 子宫较孕前变大，影响血液循环
- 内分泌系统受怀孕影响，身体水分代谢功能出现变化
- 产褥期水钠潴留
- 多吃少动、分娩后的气血伤损
- 产后身体常保持静态，骨骼肌含量减少而造成水肿

温水泡脚，促进血液循环

产后妈妈每天晚上用温水泡泡脚，有助于改善脏腑功能、促进血液循环，缓解产后水肿。泡脚后一定要及时擦干，注意保暖，避免脚部受凉。

按摩腿部，缓解水肿

☑ 两只手捏住小腿肚子上的肌肉，从上到下捏几遍，不断改变按捏的位置，重复做 5 次。

☑ 两手一上一下握住小腿，像拧抹布一样反方向拧小腿肚上的肌肉，从脚踝开始往膝盖处拧，重复做 5 次。

☑ 两手握住小腿，大拇指按住小腿前面的腿骨，从上往下按摩，重复 3 次。

适量运动，健身美体、改善水肿

顺产妈妈在产后第 6 周，每天可以进行 15 分钟有氧运动。剖宫产妈妈可根据自身状况，循序渐进地增加有氧运动及力量训练。

饮食调理产后水肿

- ☑ 饮食宜清淡。少吃盐，少吃甜食及补品，少吃或不吃难消化和易导致胀气的食物，如油炸的糯米糕、红薯、土豆等，这些都会增加肾脏负担，加重水肿。
- ☑ 多吃一些利水消肿的食物，如薏米、红豆、冬瓜等。
- ☑ 多吃新鲜蔬菜、水果以及脂肪含量较低的肉类和鱼类。
- ☑ 睡前尽量不要喝太多水，否则会加重水肿。

经典月子餐推荐

红豆薏米水 缓解产后水肿

材料 红豆 50 克，薏米 30 克。

做法

1 红豆、薏米分别淘洗干净，用清水浸泡2~3小时。

2 锅置火上，放入红豆、薏米，加入1000毫升清水，大火烧开后改小火，煮至红豆裂开后，继续熬煮1小时即可。

功效：红豆热量低，有养血益气、利水消肿等功效，搭配清热利湿的薏米一起煮水食用，有助于缓解产后水肿。

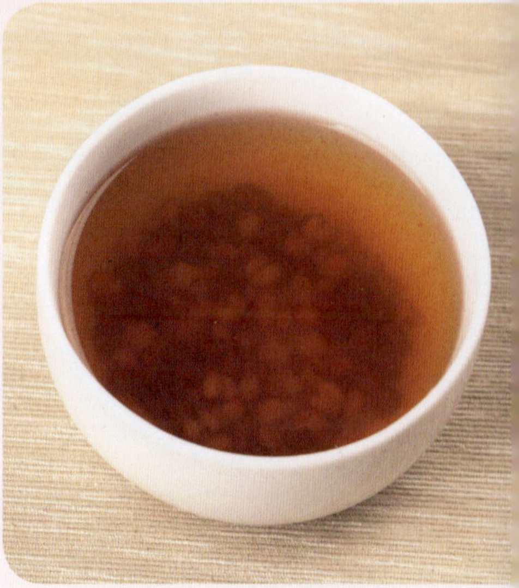

需要求助专业医生的情形

顺产妈妈若出现下肢甚至全身水肿，同时伴心悸、气短、四肢无力、尿少等症状时，要及时去医院检查。剖宫产妈妈如果出现单侧下肢水肿、疼痛，千万不要掉以轻心，很可能会出现静脉血栓合并肺栓塞等严重的并发症，应尽快就医。

失眠

扫一扫，听音频

保持这些微习惯，促进睡眠、安养心神

- ☑ 在白天可以适当增加体力活动，如运动、做家务等，帮助消耗体力，有利于夜间入睡。
- ☑ 晚上睡前可以边听舒缓的音乐，边做拉伸动作，放松紧绷的身体，使自己快速进入睡眠状态。
- ☑ 平时要少喝咖啡、汽水、茶水等，忌吃辛辣或重口味的食物。
- ☑ 在生产后给自己设定一个“产后睡眠时间段”，尽量保持规律睡眠。
- ☑ 避免过长的午睡或傍晚小睡。
- ☑ 睡前 2 小时内禁止进食。
- ☑ 睡前喝杯牛奶或者蜂蜜水。
- ☑ 睡前泡脚或洗个温水澡，再做一些按摩或舒缓的瑜伽动作帮助放松。

改善失眠的食材推荐

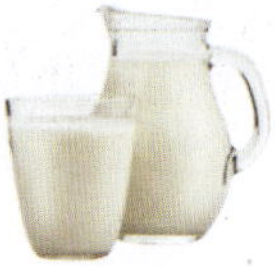

牛奶

牛奶中的色氨酸是人体合成褪黑素和血清素的原料。而褪黑素和血清素可帮助改善睡眠。因此，可每天睡前来杯温牛奶。

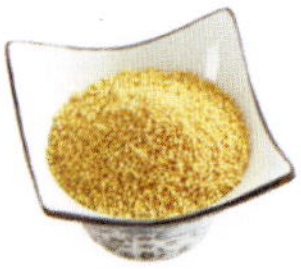

小米

小米中的色氨酸和淀粉有助于产生五羟色胺，可起到安神助眠的作用。因此，产后妈妈的晚餐不妨食用小米粥。

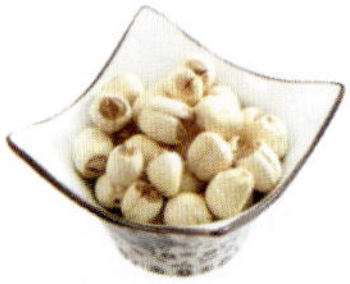

莲子

莲子中的莲子碱、芳香苷等成分有镇静作用，有助于五羟色胺的产生，使人产生困倦感，帮助入睡。

经典月子餐推荐

莲子百合羹 清心安神，帮助睡眠

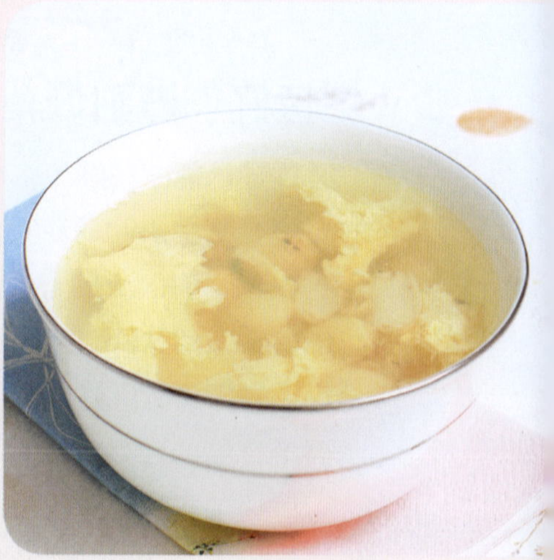

材料 莲子20克，干百合10克，鸡蛋1个。

调料 白糖适量。

做法

1 鸡蛋磕开，搅散成蛋液；干百合用温水泡发；莲子洗净，去心。

2 将莲子与百合同放在砂锅内，加适量清水，小火煮至莲子肉烂，加入鸡蛋液搅匀成蛋花，加白糖调味即可。

功效：莲子和百合都能养心安神，鸡蛋补虚强身。三者搭配有助于改善产后妈妈的失眠症状。

按压失眠穴，安神又助眠

位置：在足跟中间，足底纵向中线与内外踝尖连线的交点处。

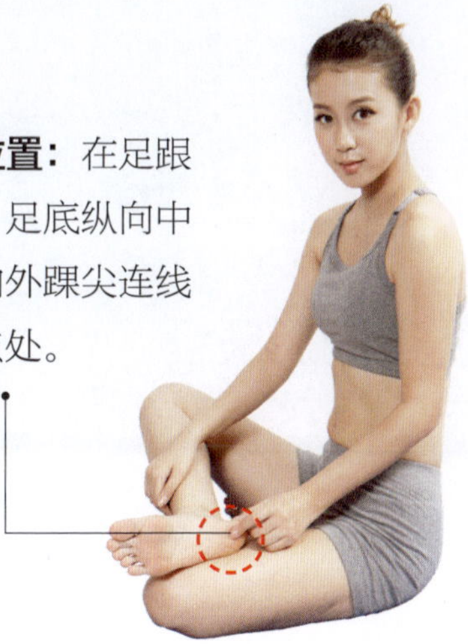

方法：用食指指腹用力按压失眠穴10秒，以略感疼痛为宜。然后握拳，按压失眠穴周边20～30下，可加快血液循环，缓解紧张情绪，消除脑疲劳，促进睡眠。

需要求助专业医生的情形

当产后妈妈的失眠伴有其他症状时，如焦躁不安、情绪低落、反应迟钝等，应及时寻求精神心理科医生的帮助。

厌食

扫一扫，听音频

“三好”原则，帮你增进食欲

心情好，食欲就好

心情不好会影响胃液的分泌，导致食欲下降。因此，产后妈妈要时刻关注自己的心理状态，保持愉悦的心情，在照顾宝宝之余做点可以让自己快乐且感到有价值的事，比如听音乐、看书等。

习惯好，食欲就好

保持良好的产后习惯可获得长期的收益，如规律饮食、早睡早起等。这些习惯不仅有助于产后妈妈尽快恢复体力，还可以帮助其放松身心。

运动好，食欲就好

新妈妈在产后2周就可以做些简单、舒缓的运动了，在产后6周可以做些轻体力的家务。饭后也可以散散步，加速肠胃蠕动，促进消化吸收。适度运动不仅有助于缓解厌食症状，还有利于睡眠和体形的恢复，预防焦虑。

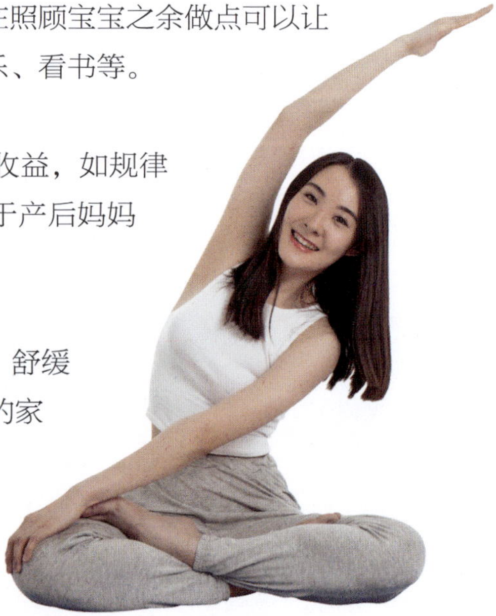

以“食”引“欲”，饮食调理产后厌食

- ☑ 进补要循序渐进。切忌暴饮暴食，否则会伤及肠胃，出现厌食的情况。
- ☑ 饮食要有规律，可以少食多餐、定时定量。
- ☑ 多吃开胃、健脾的食物，如白扁豆、山药、番茄等。

经典月子餐推荐

扁豆糙米粥 健脾开胃，增进食欲

材料 白扁豆 25 克，糙米 50 克。

做法

1 白扁豆、糙米分别洗净，浸泡4小时。

2 将全部材料一起放入锅中，加适量清水，先用大火煮开，然后转小火熬煮至熟软即可。

功效：白扁豆有补中益气、健脾开胃的功效，糙米能改善肠胃功能，促进消化。二者搭配煮粥可调理产后厌食，以便更好地补充营养。

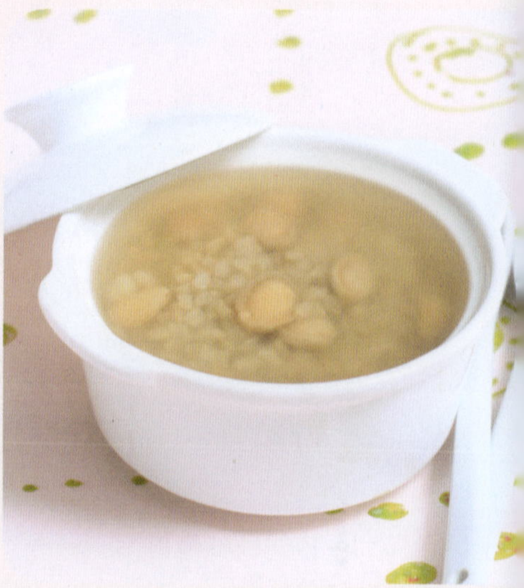

按揉足三里穴，补中益气、健脾和胃

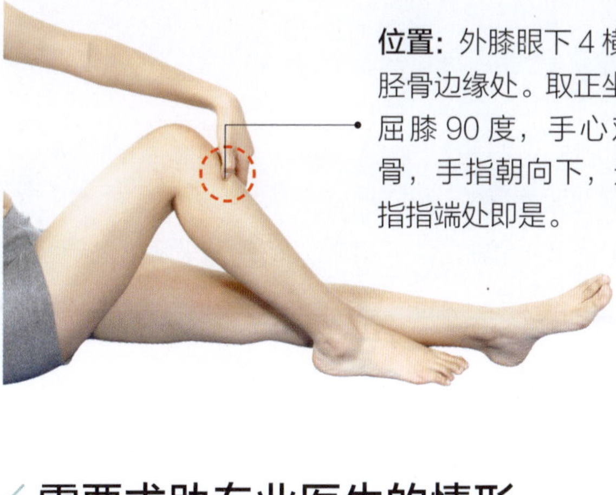

位置：外膝眼下 4 横指、胫骨边缘处。取正坐位，屈膝 90 度，手心对髌骨，手指朝向下，无名指指端处即是。

方法：用大拇指指端掐按足三里穴，一掐一松，以有酸胀、发热感为度，连做 36 次，两侧交替进行，可健脾和胃、增进食欲，改善产后妈妈厌食的症状。

需要求助专业医生的情形

产后厌食如果一直得不到缓解，产后妈妈可能出现产后抑郁症，如对任何事都没有兴趣、情绪低落，觉得没有能力照顾宝宝，此时要及时去精神心理科寻求医生的帮助，找出最根本的原因对症治疗。

便秘

扫一扫，听音频

产后便秘是指在饮食正常的情况下，接连好几天都不排大便或排便时干燥疼痛、难以排出，这是最常见的产后疾病之一。产后便秘若不及时调理，可能会引起下腹部、肛门等的疼痛，甚至诱发肛裂、痔疮等，因此预防和调理产后便秘很有必要。

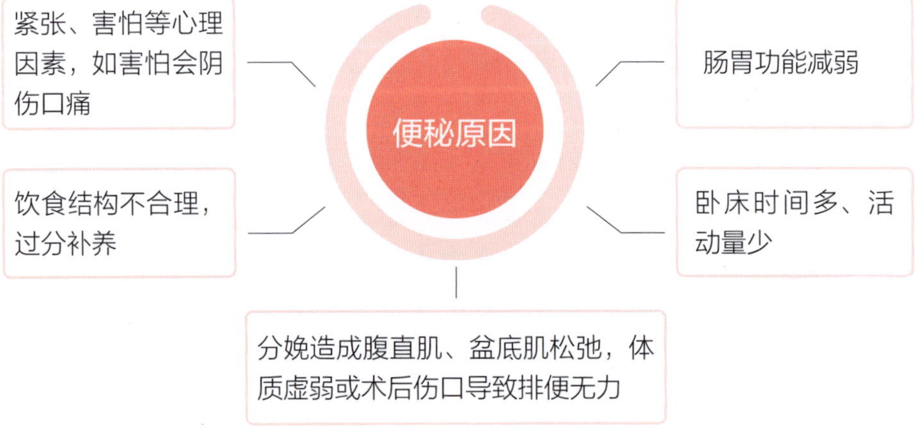

适当运动调理产后便秘

产后不宜长时间卧床，顺产妈妈6～8小时即可坐起，进行一些翻身活动或自己轻轻按摩下腹部。吃饭时也应坐起。第2天应下床活动，可在室内来回走动，以不疲劳为宜，但避免长时间站立、下蹲。剖宫产妈妈第2天可试着在室内走动。

保持良好习惯，远离产后便秘

- 保持良好的饮食习惯，饮食有节。少吃辛辣刺激性食物，忌酒和饮料，忌暴饮暴食。
- 坚持多喝水，并在清晨起床后空腹喝一杯温开水（水温为40～45℃），可刺激肠道蠕动，促进排便。
- 养成每日定时排便的习惯，一有便意马上排便。

- ☑ 保持放松、平和的心态以及舒畅的心情。精神愉悦、心情舒畅，有助于肠胃功能的正常运行。

按揉天枢穴，缓解便秘困扰

方法：用拇指指腹按压天枢穴，同时向前挺起腹部并缓慢吸气，上身缓慢向前倾，呼气，反复做5次。可促进肠胃蠕动，改善便秘。

位置：在腹部，肚脐左右两侧3指宽处。

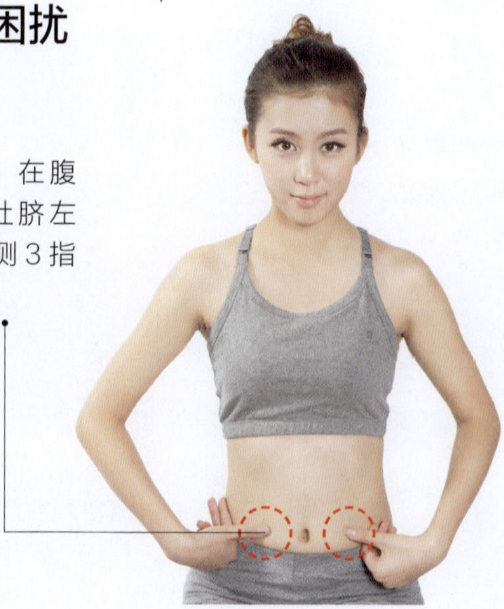

饮食调理便秘效果佳

- ☑ 月子里多喝汤、多喝水，既可帮助产奶，又可软化大便。
- ☑ 粗细粮搭配，主食多样化；注意荤素合理搭配，在吃肉、蛋的同时，也要搭配富含膳食纤维的绿叶蔬菜和水果，如芹菜、竹笋、番茄、西梅等；适当吃一些产气食物，如洋葱、白萝卜、土豆、红薯等，可促进排便。
- ☑ 在饮食中适量增加富含膳食纤维的食物，以促进肠道蠕动、预防便秘，银耳、木耳、紫菜、黄豆、豌豆、荞麦、绿豆、红枣、玉米、燕麦、石榴、桑葚、芹菜等都是不错的选择。
- ☑ 适当增加油脂摄入，如植物油、坚果等，可润肠通便。

需要求助专业医生的情形

若一直无法正常排便，且持续时间超过2周，可能造成身体或心理上的不适，这时就需要寻求医生的帮助。

痔疮

扫一扫，听音频

早发现、早治疗

症状

- 大便或咳嗽等引起腹压增加，有核状物脱出，需用手还纳
- 排便时出血鲜红，可能呈喷射状出血、点滴带血、手纸带血等
- 肛周长有大小不等、形状不一的皮赘
- 便时核状物脱出，便后自行回纳
- 肛周皮肤红肿热痛，水肿、充血明显，排便时疼痛加重，并有少量分泌物，或伴有全身不适和发热

适当用开塞露

产后妈妈应尽快恢复产前的排便习惯，一般 3 天内应该排一次大便，以防便秘。若第一次排便比较困难，可用开塞露润滑粪便，避免撕伤肛管皮肤而发生肛裂。

提肛锻炼，缓解痔疮

产后妈妈平躺在床上，吸气，做忍大便的动作。呼气，将肛门向上提，再缓慢放松。每天早晚各锻炼1次，每次10～30次。

活动、清洁，缺一不可

- ☑ 应多下床活动或做一些舒缓的运动，如散步、做家务、做产后康复操等。分娩后久卧、久坐的妈妈更易因便秘而引起痔疮。
- ☑ 勤换内裤、勤洗浴。保持肛门的清洁，避免恶露刺激，可促进血液循环，预防外痔。

产后痔疮的饮食要点

建议的饮食	不建议的饮食
易于消化、质地较软的食物，如小米粥等	辛辣刺激、热性食物，如羊肉、葱蒜、辣椒等
富含膳食纤维的食物，如新鲜蔬菜、水果、杂粮馒头等	烟酒
有润肠作用的食物，如香蕉、梨、菠菜、坚果、蜂蜜、植物油等	油腻、煎炸熏烤食品，如油条、炸鸡、方便面等

经典月子餐推荐

腰果西芹 润肠通便，改善痔疮

材料 西芹 200 克，腰果 30 克。

调料 葱末、蒜末各 5 克，盐 2 克。

做法

1 西芹择洗干净，切片；腰果入油锅炒至变黄，沥油备用。

2 油锅烧热，下葱末、蒜末煸炒出香味，倒入西芹翻炒至熟，加盐，倒入腰果炒匀即可。

功效：西芹富含膳食纤维，可促进胃肠蠕动，改善因便秘引起的痔疮；腰果有润肠的功效。二者搭配食用可以促进排便，帮助调理产后痔疮。

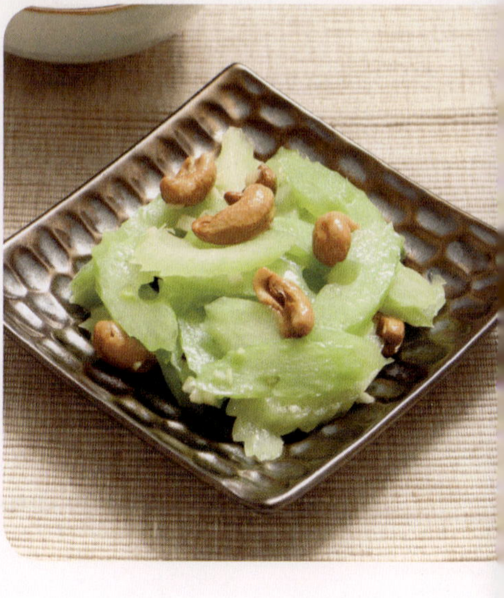

需要求助专业医生的情形

如果产后痔疮经常出现便血等情况，应及时前往医院寻求医生的帮助，根据医生的指导使用药物；如果病情严重，如出现瘘管现象，应遵医嘱选择手术治疗。

足跟痛

扫一扫，听音频

足跟痛是产后妈妈的常见症状。刚生产完的妈妈肾气虚弱、气血两亏，很容易受到寒凉之邪的侵袭，尤其是脚跟，就会引起足跟痛。

鞋子要护脚，足跟才安好

养护足跟要选对鞋子，产后妈妈应选择鞋底柔软、大小合适、舒适保暖的家居鞋及外出鞋。产后 3 个月之内不要穿高跟鞋或硬底鞋。

做好足部保暖，缓解足跟疼痛

- 选择能护住脚趾、脚跟的家居鞋。
- 时刻记得不光脚，穿袜子。
- 洗完脚后尽快擦干。
- 买一双硅胶的后跟垫或全足垫，走路时可以缓解足跟疼痛。

充分休息，适当补钙

- 产后妈妈应保持平和的心态，注意多休息，可以做一些力所能及的家务，动静结合。
- 产后妈妈可以多喝牛奶、酸奶，多吃富含钙的食物，如排骨、大豆、鸡蛋、鲫鱼、海米等，预防足跟痛。

两个运动缓解足跟痛

- 平躺在床上，双腿在空中交替做骑车蹬腿运动，能增强跖腱膜张力，缓解产后足跟痛。开始时可以先做 10 分钟，然后根据身体适应能力逐渐增加时间。**产后 2 周即可以尝试做这个动作。**

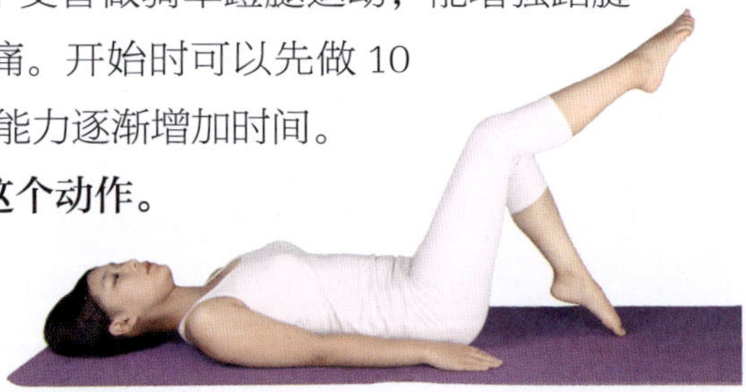

☑ 将一条毛巾平铺在地上，脚趾弯曲，试着用脚夹起毛巾，可拉伸足筋膜下的肌肉组织群，帮助调理足跟痛。

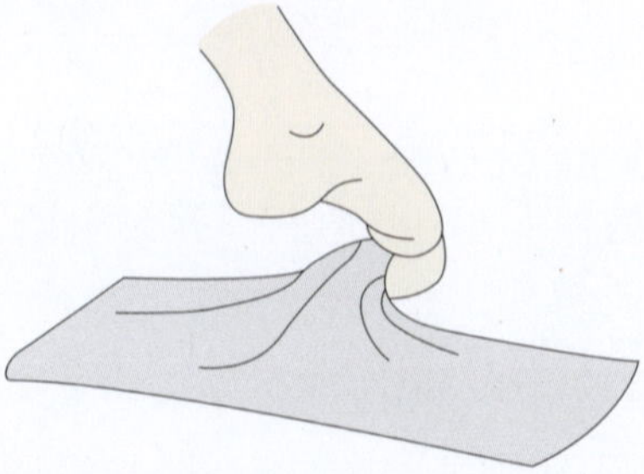

醋泡脚，消炎镇痛，缓解足跟开裂

用醋泡脚，可缓解足跟痛。取白醋100克，放入温热的水中（太热的水不利于消肿），浸泡双脚，每天1～2次，每次30分钟左右，连用15天。泡脚时可以沿着脚跟搓一搓，这样可以舒筋活络，缓解足跟开裂、疼痛。

按揉三阴交穴，帮助调理足跟痛

方法：用拇指指腹按揉三阴交穴3～5分钟，以有酸胀感为度，早晚各按揉1次，可强健肌肉、益血安神，缓解足跟痛。

位置：三阴交穴位于内踝尖直上3寸（即除拇指外的其余四指并起来的宽度）。

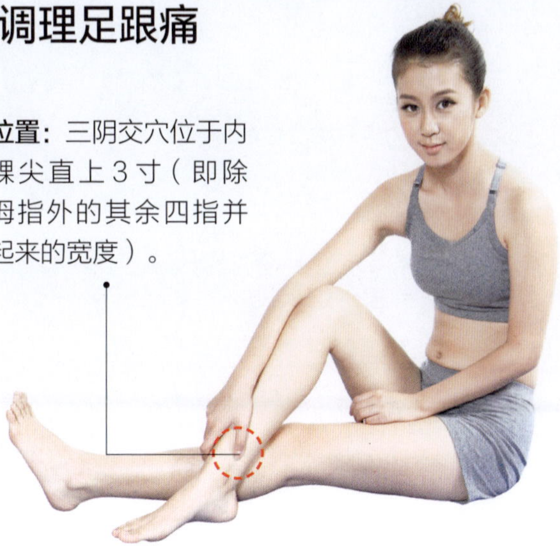

需要求助专业医生的情形

如果足跟疼痛剧烈，影响行走，可在医生的指导下进行药物治疗或超激光疼痛治疗等。

腕关节痛

扫一扫，听音频

腕关节痛临床上简称为腱鞘炎，俗称“妈妈腕”。如果产后妈妈发现大拇指或手腕活动不便，做抓、握、拧、捏等动作时会引发或加剧腕部疼痛；或做事时常使不上劲，严重的还会影响睡眠；有时疼痛会往上连到手臂，往下连到大拇指末端，且症状慢慢加重。有以上情形就可以推测患“妈妈腕”了。

多休息，减轻手腕压力

新妈妈常会因为抱宝宝姿势不对或长时间抱宝宝，而患上“妈妈腕”。这时应注意多休息，避免重复性动作，让爸爸及其他家人多帮忙，以缓解手腕压力，减轻手腕疼痛。

学会正确抱宝宝，预防手腕痛

- ☑ 宝宝仰卧在床上，妈妈的腰稍微弯曲，把一只手插在宝宝脖子下，轻轻托起宝宝头部，另一只手轻轻插入宝宝的下背部或臀部，将宝宝拉向妈妈的方向，轻轻地、慢慢地抱起来。

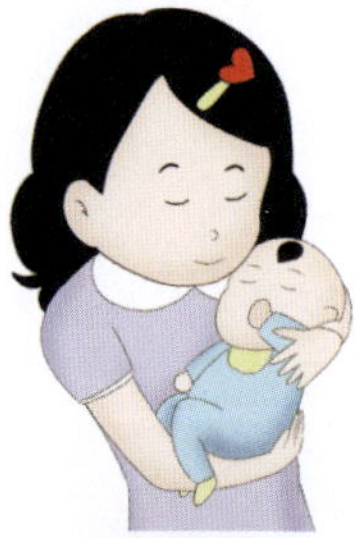

- ☑ 横抱法：将宝宝的头放在左臂弯里，肘部护着头和颈部，左腕和左手护着背和腰，右小臂护着宝宝的腿部，右手托着屁股和腰。横抱法适合抱 2 个月内的宝宝。

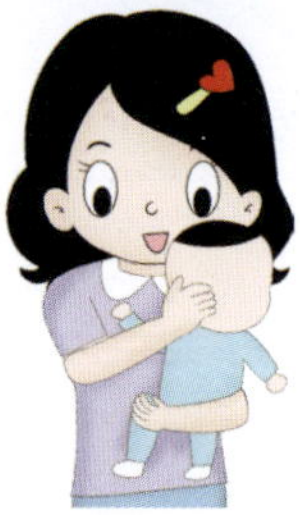

- ☑ 竖抱法：让宝宝面朝着妈妈，坐在妈妈一手的前臂上，妈妈要注意保护好宝宝的头、颈、背部。竖抱法适合抱 4 个月以上的宝宝。

暖护、热敷手腕，缓解疼痛

暖护手腕是预防因气虚受寒而手腕疼痛的好方法。产后可佩戴护腕，在秋冬季节也可以佩戴保暖手套或使用暖宝宝等保暖物品。

已经手腕疼痛的妈妈可将湿热的毛巾敷在手腕上，增加局部血液循环，促进炎症吸收。热敷可以每天2~3次，每次20~30分钟。

加强手腕肌肉训练，调理手腕疼痛

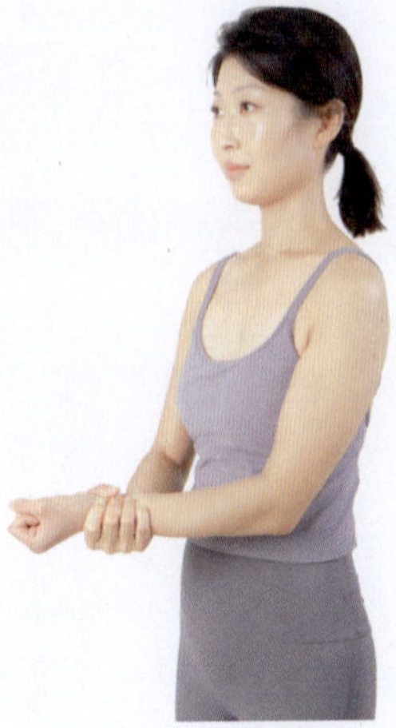

1 用一只手抓住另一只手的手腕，前后左右按压，或者沿同一方向做圆周运动。

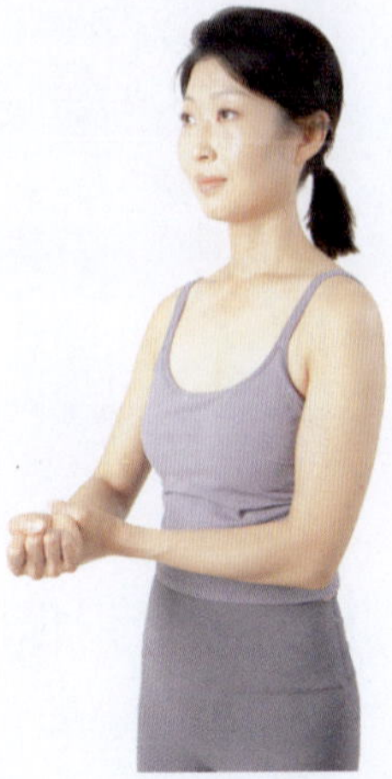

2 双手手腕交换，再做一遍步骤1的动作。每天做10次。

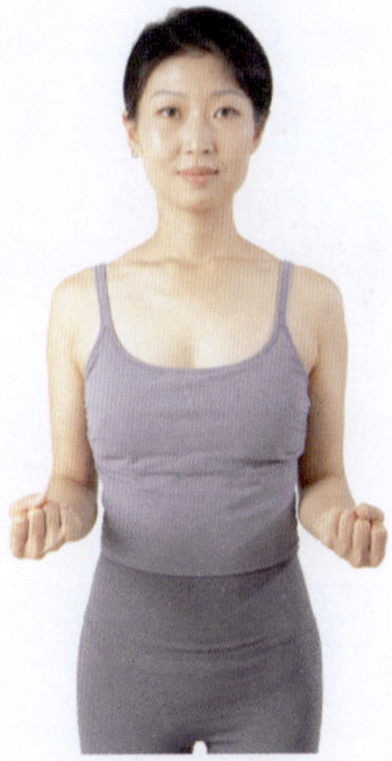

3 双手手指伸缩抓握，每天重复10~20次。**产后2周可以开始练习这组动作。**

需要求助专业医生的情形

手腕疼痛、关节活动受损，拿笔如千斤重，大拇指一动可在手臂上看到条状的肿胀，出现这些情况应及时就医，遵医嘱选择药物或手术治疗等。

腰背痛

扫一扫，听音频

产后为什么腰背痛

腰背痛原因

- 喂奶、抱宝宝姿势不当
- 寒湿侵袭
- 过早穿高跟鞋
- 闪挫腰肾及腰骶部，先天性疾病
- 过度劳累
- 缺钙
- 腹部肌肉及骨盆韧带因分娩而松弛

保持正确姿势，松弛腰背部肌肉

- ☑ 正确的站姿：全身上下绷成一条线，确保脊柱处于正常的生理弯曲状态。产后妈妈每天可以循序渐进地进行挺胸收腹、收紧下巴的贴墙站训练，以有轻微疲惫感为度。
- ☑ 正确的坐姿：孕期应保持良好的坐姿，坐着的时候把腰背挺直，尽量靠椅背而坐，后背还可以垫一个柔软的靠垫。
- ☑ 抱宝宝和喂奶姿势正确，可松弛腰背部肌肉。正确抱宝宝姿势见第72页；正确的衔乳方法、喂奶姿势见第54~55页。
- ☑ 避免弯腰姿势。
- ☑ 产后不要过早穿高跟鞋，否则会使身体重心前移，增加背部弧度，引起腰部酸痛。新妈妈最好在常规复查都正常，产后2~3个月再穿高跟鞋，且鞋跟高度不大于3厘米。

按揉肾俞穴，补虚强肾，缓解腰背痛

方法：每天睡前用两手拇指按揉肾俞穴5~10分钟，以有酸胀感为度，可强壮腰肾，缓解产后腰背痛。

位置：在腰部第2腰椎棘突下旁开1.5寸（约5厘米）处。

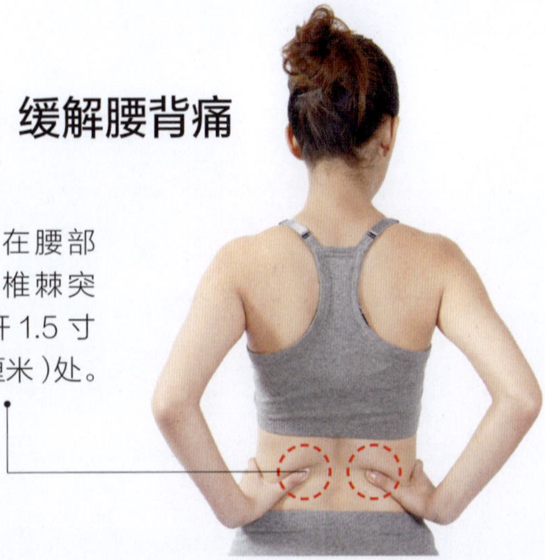

注重补钙，强健骨骼

按需补充钙，哺乳期妈妈每天推荐摄入的钙量为1000毫克。产后妈妈可以多吃含钙量高的食物，如大豆、鱼肉、牛奶、鸡蛋等或者遵医嘱服用钙片补钙，强健的骨骼有助于降低产后腰背痛的发生率。

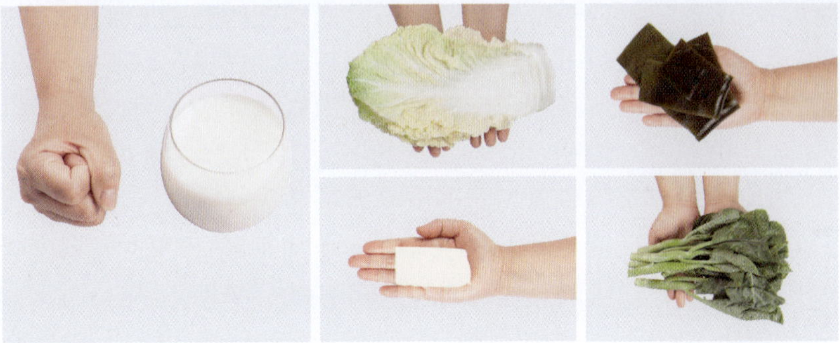

1000毫克钙≈300克牛奶+250克白菜+30克水发海带+200克芥蓝+200克豆腐

需要求助专业医生的情形

如果产后妈妈出现持续性腰背痛，已经影响到喂养和生活，就需要寻求医生的帮助，否则可能会演变成慢性疾病，导致长期疼痛。

产后恢复身材有必要使用收腹带吗?

医生答: 收腹带的使用因人而异。使用收腹带可以促进内脏归位，但有的新妈妈使用收腹带容易挤压到脏器，不利于产后恢复。建议孕期和产后都是悬垂腹的女性可以在站立和走路的时候使用收腹带，平时在家可运用正确的腹式呼吸和臀桥来进行主动恢复。另外，剖宫产妈妈在产后如果体重过大，可用收腹带帮助支撑和承托松垮的腹壁。

产后可以刷牙吗?

医生答: 产后妈妈在分娩时消耗了大量的体力，气血较虚，此时的口腔最适宜病菌生长繁殖，并且在月子恢复期，高营养细软饮食也容易形成牙菌斑。所以新妈妈如果不注意清洁牙齿，很容易导致牙齿脱钙，形成龋齿或牙周病，引起口臭、口腔溃疡等。只要体力允许，产后第 2 天就应该开始刷牙，最好不超过 3 天。注意选用软毛牙刷，刷牙时动作要轻柔，纵向仔细地清理齿间积食。

扫一扫，听音频

生完宝宝后一直上火怎么办?

医生答: 上火的新妈妈最好不要用清火药来降火，可选择既营养又能清热的食物辅助去火。如芹菜能去肝火，解肺胃郁热；莴笋可顺气、清热；荸荠能缓解哺乳期心烦口渴、口舌生疮、便干尿黄的现象；百合清热润肺、镇静止咳，可以缓解咽喉肿痛、心烦燥咳的症状；绿豆能清凉解毒、清热除烦。

第三章

产后哺乳与乳房护理，宝宝吃得饱、乳房不变形

1 分钟了解乳房在女性孕育阶段的变化

扫一扫，听音频

乳房的变化

乳房在女性生育过程中扮演着重要的角色，怀孕、分娩、哺乳、断奶，不同阶段乳房会发生不同的变化。

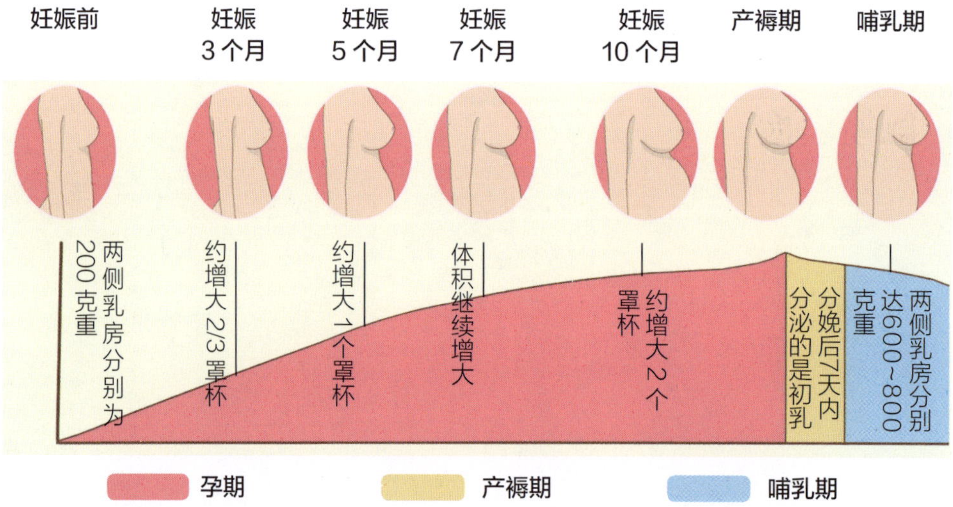

哺乳期注意事项

保证充足的奶量：①让宝宝多吸吮。②多喝汤水。③食物多样但不过量，摄入均衡的营养。④家庭支持，保持平和、愉悦的心情，充分休息的同时进行适度的活动，促进产后恢复。

防止乳房变形、大小不一：①采用正确的喂奶姿势（参见第 55 页）。②左右乳房轮流喂，均衡哺乳。③选择合适的哺乳内衣。④给乳房做适当按摩（参见第 82 页）。⑤循序渐进地做一些力所能及的运动。

学会自检，乳房健康才能实现母乳喂养

扫一扫，听音频

乳房的健康直接关乎宝宝的喂养质量，乳房自检能帮助新妈妈尽早发现乳腺问题。如果通过自检发现异常，就要及时去医院明确是否存在乳腺疾病，以免影响宝宝的喂养。哺乳期的女性应在喂空或挤空乳房后进行检查，可每月固定1天进行自检。非哺乳女性应在月经结束后的第3～7天进行自检，此时雌激素对乳腺的影响较小，容易发现病变。推荐用下面的方法自检，若发现有任何异常，请及时到医院进一步检查。

触摸自检

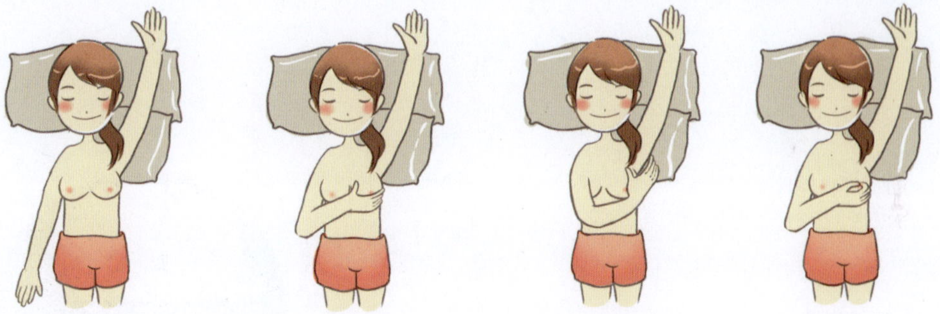

1 平躺在床上，裸着上身，高举左臂，在左肩下垫一个小枕头。

2 用右手食指、中指、无名指的指腹，仔细、缓慢地触摸左侧乳房，从乳房外围逐渐沿顺时针方向移动至乳头，检查是否有硬块、肿胀、压痛感。

3 检查腋下淋巴结是否肿大。

4 用拇指和食指轻捏乳头，看看是否有液体排出。然后用相同的方法自检右侧乳房。

母乳是
给宝宝最珍贵的礼物

扫一扫，听音频

母乳是宝宝最天然、最理想的食物，乳房也是妈妈与宝宝建立起依恋情感联结的场所。母乳营养均衡，易消化、吸收，可促进宝宝智力发育，其中含有的抗感染因子可保护宝宝脆弱的器官。且母乳中的营养成分会随着宝宝的生长发生变化，以适应宝宝的需要。因此，宝宝出生后的 6 个月最好以纯母乳喂养，满 6 个月后循序渐进地添加辅食，同时继续母乳喂养至宝宝 2 岁左右。

母乳的优势

1. 母乳可提供优质、全面、充足和结构适宜的营养素，既能满足婴儿生长发育的需要，又能完美地适应其尚未成熟的消化能力，并促进器官发育和功能成熟。

2. 母乳有助于宝宝建立健康的肠道微生态环境，促进肠道功能成熟，降低感染性疾病和过敏发生的风险。

3. 母乳喂养可给婴儿提供最大的安全感，有利于婴儿心理健康和情感发展。

4. 母乳喂养经济、安全又方便，同时有利于妈妈恢复体重，并降低患乳腺癌、卵巢癌和 2 型糖尿病的风险。

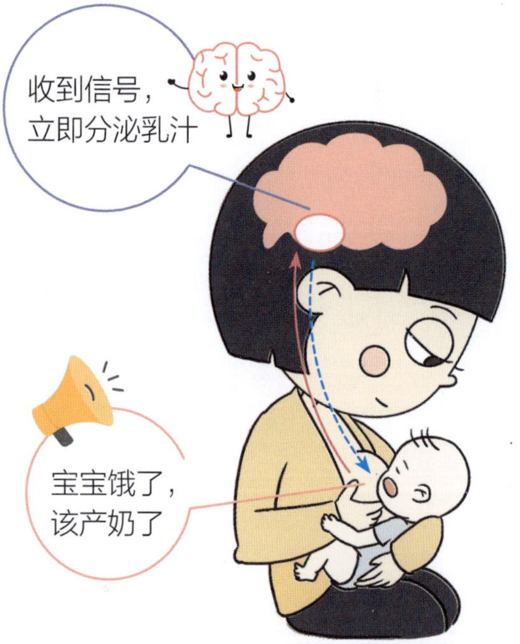

剖宫产妈妈初次喂奶的常见疑问

扫一扫，听音频

“打了麻药还能喂宝宝吗？”

医生答： 剖宫产妈妈虽然会使用麻药，但一般是局部麻醉，不会影响奶水质量，所以产后 30 分钟就可以给宝宝喂奶。可以把宝宝放在妈妈胸前，让宝宝的鼻子轻触妈妈的乳头，让宝宝先认识乳房，等闻到乳汁的味道后，宝宝就会舔舐乳头或者吸吮乳汁。

“剖宫产是不是不如顺产下奶多？”

医生答： 在孕中期，乳房就开始产生乳汁了，这与激素分泌有关。从这个角度看，无论是顺产还是剖宫产，都不会影响妈妈的泌乳量。产后妈妈尽早跟宝宝肌肤接触，频繁地让宝宝吸吮，会让乳汁分泌得更顺畅。不过，剖宫产妈妈常常因为伤口疼痛等原因不能有效地让宝宝吸吮刺激乳房，有可能影响泌乳量。但后期只要频吃频喂，泌乳量会逐渐增加。

“哺乳影响伤口愈合吗？”

医生答： 有的妈妈因为分娩而心力交瘁，加之担心影响伤口愈合，而放弃母乳喂养。其实，产后及时让宝宝吸吮乳头，有助于子宫收缩，促进子宫恢复，降低产后大出血发生的概率。而且子宫收缩得越快，伤口复原得也越快。因此，哺乳不会影响伤口愈合，建议产后妈妈最好不要轻易放弃母乳喂养。

每天按摩乳房，奶水足、双乳饱满

扫一扫，听音频

女性孕期乳腺生长，乳房内的血管也变得粗大，乳房不仅向前推高，也向两腋扩大。分娩后，支撑乳房的韧带和皮肤因为长时间牵拉很难马上复原，再加上哺乳，此时若不注意保护，乳房就会下垂。

按摩乳房能够促进胸部淋巴管运输代谢废物，紧实胸部肌肉，加强支撑力，让胸部越来越挺。

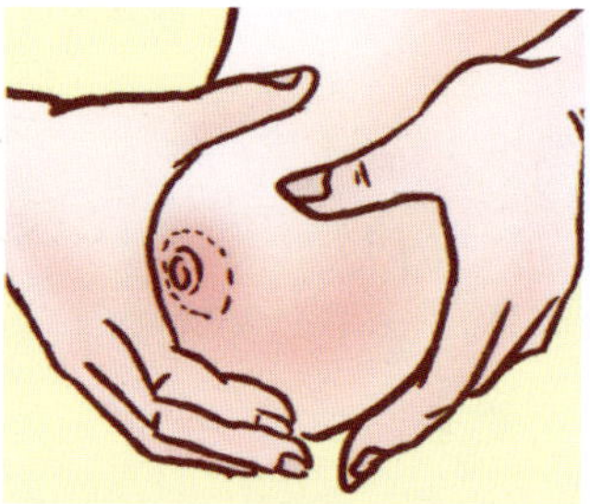

1 用一只手包住乳房。另一只手的拇指贴在乳房的侧面，画圈，适当用力摩擦。

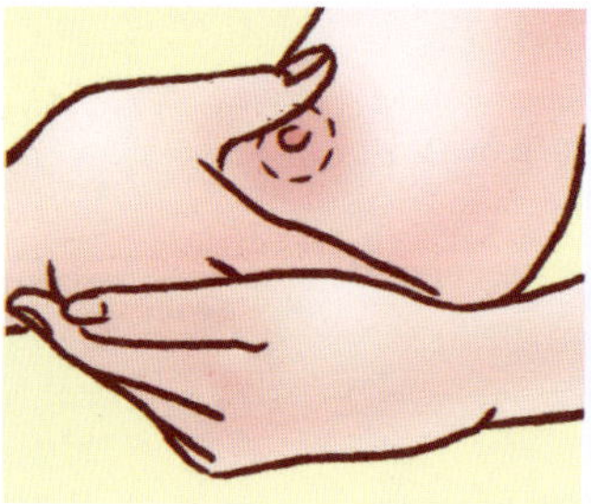

2 用一只手固定乳房，从下往上推。另一只手稍微弯曲，贴在支撑着乳房的手的外部，用力往上推，再放下。

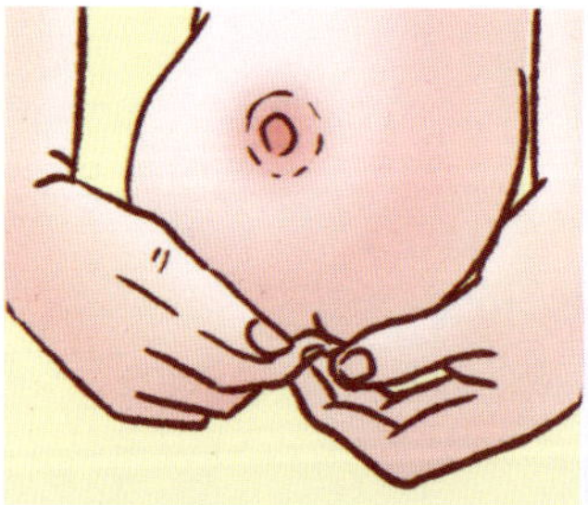

3 一只手放在乳房下。另一只手的小拇指放在乳房正下方，用力抬起。

及时缓解乳房胀痛，乳房舒服、奶水充足

扫一扫，听音频

乳房胀痛一般是在产后3~4天发生，因受到体内激素的影响，大量的血液和组织间液涌向乳房，同时，乳腺细胞肿胀变大，乳腺导管受压迫导致出奶缓慢。乳房胀痛如果处理不当就会变成“石头奶”，乳汁无法排出，或伴随体温升高，或发展成乳腺炎。

预防涨奶是关键

把握产后半小时黄金开奶期，促进乳汁排出

开奶就是给宝宝的第一次喂奶，无论采用哪种分娩方式，产后30分钟是开奶的黄金时段。开奶越早，乳房越不易胀痛，如果开奶太晚，积聚在乳房里的乳汁没有及时被吸出来，会导致乳汁淤积，乳房胀痛难忍，甚至会诱发急性乳腺炎。

想方设法将奶挤出，保持乳腺管通畅

- ☑ 让宝宝多吸吮、勤吸吮，可促进乳汁排出。
- ☑ 若宝宝吸吮力弱，可以用吸奶器或其他辅助方法将奶挤出，保持乳腺管的通畅。
- ☑ 洗净双手，握住整个乳房，从乳房四周向乳头方向轻轻地按压。

人工挤奶：将大拇指放在离乳头根部2厘米的乳晕上，其余四指分开，有节奏地挤压乳房，直至乳汁全部排出。

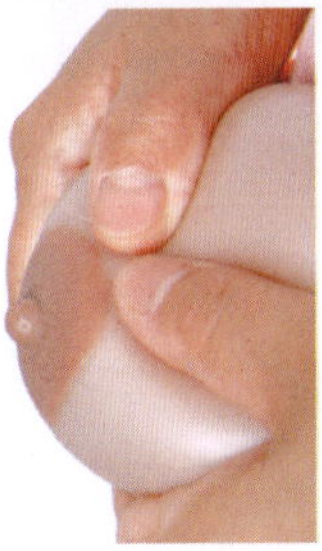

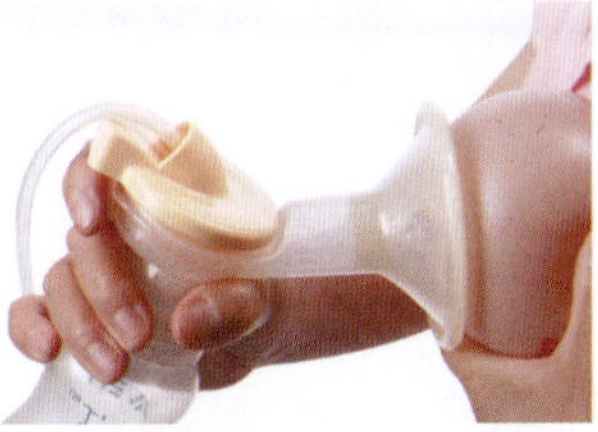

注：电动吸奶器以按摩或者泌乳模式为主，避免过高档位的吸力造成乳头严重水肿，不利于宝宝吮吸。

吸奶器挤奶：使用前先清洁消毒，将吸奶嘴扣在乳头上，有节奏地按压气囊吸奶，不要超过20分钟。

冷敷缓解乳房胀痛

毛巾冷敷

用柔软棉质的毛巾蘸冷水外敷在乳房上3～5分钟，或用冷水袋冷敷。冷敷的时候，要避开乳头和乳晕。

圆白菜冷敷

中医认为，圆白菜有消炎、镇痛、去水肿的作用。取一片圆白菜叶清洗干净，装进保鲜袋内铺放平，用擀面杖擀平，将汁液碾出。将保鲜袋沿两侧剖开，至顶部剪下，使圆白菜叶和保鲜袋一面贴合，并连同保鲜袋一起剪出一个洞（以便露出乳头）。避开乳头和乳晕，直接将圆白菜叶敷在乳房上。每天敷3次，每次15～20分钟，能起到改善乳房肿胀的作用。

按摩促进乳汁排出

按摩乳根穴

方法：用食指或中指的指腹按揉乳根穴1～3分钟，以不感觉疼痛为度，有助于疏通局部气血，促进乳汁分泌。

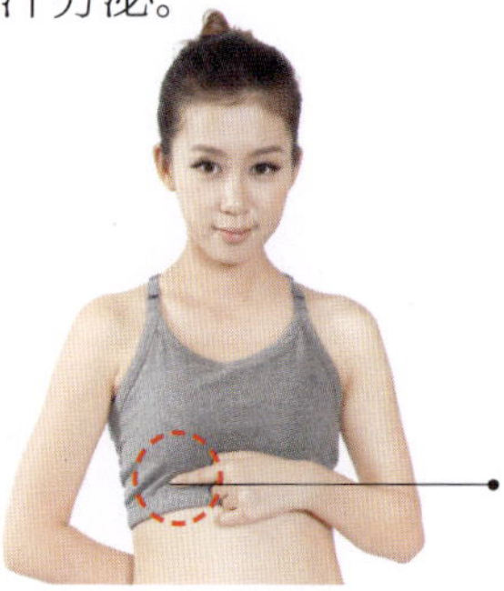

位置：乳头直下，乳房的根部。

按摩膻中穴

方法：除拇指外四指并拢，用指腹轻轻按揉膻中穴1～3分钟，帮助疏通经络，促进乳汁分泌和排出。

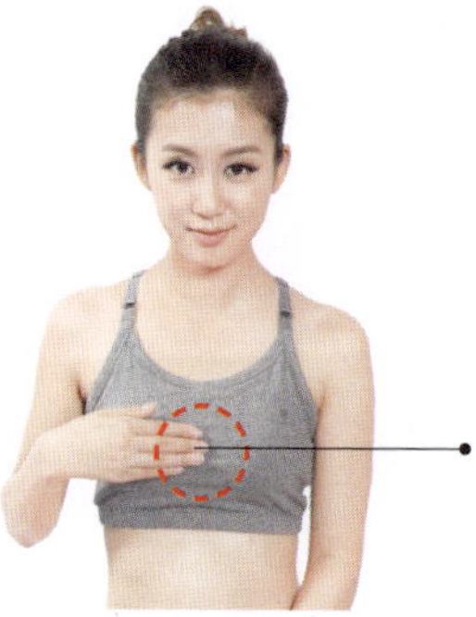

位置：两乳头连线的中点。

均衡饮食，多喝水，缓解肿胀

产后妈妈身体虚弱，经常被要求“进补”，会吃一些高蛋白、高脂肪的食物。其实产后保持均衡合理的饮食就好，多吃清淡、易消化的食物，如绿色蔬菜、番茄、橘子等，多喝水，适当控制高蛋白、高脂肪食物的摄入量，避免哺乳初期分泌过多的乳汁，造成乳腺管阻塞。

乳头皲裂疼痛难忍，试试这些方法

扫一扫，听音频

乳头皲裂就是乳头表面出现小裂口、出血等情况。比较常见的原因有喂奶姿势不正确、长时间吸吮、含接乳头姿势不正确、乳头内陷等。

1 分钟判断乳头皲裂的程度

程度	症状
轻度	无皮肤破损，有发红、肿胀，或出现瘀斑、疼痛等
中度	皮肤干燥有较浅的破裂，可见血肿、压痕、裂纹等
中重度	皮肤干燥，由真皮到表皮的损伤，见红肿、水疱，一侧乳头出现较深裂口，或伴出血
重度	皮肤干燥，两侧乳头均有较深裂口，见红肿、大水疱、出血等情况

预防乳头皲裂有妙招

- ☑ 给宝宝喂奶时一定要使用正确的喂奶姿势（参见第 55 页）。同时辅助宝宝掌握正确的衔乳姿势（参见第 54 页），以保护乳头。
- ☑ 每次喂完奶后，别直接将乳头拽出，可用食指轻按宝宝的下颌，在宝宝张口时趁机把乳头抽出。
- ☑ 每侧乳房的喂奶时间最好不要超过 20 分钟。因为长时间置于潮湿的环境中，会伤害乳头的皮肤，继而引发皲裂。
- ☑ 每次哺乳结束后，轻轻挤出少许乳汁滋润下乳头、乳晕，乳汁中某些蛋白质可起到修复作用。此外，乳汁中还含有大量的抑菌因子，能抑制有害菌上行感染，预防乳腺炎。

暂缓喂奶，谨慎护理

乳头皲裂，可先用损伤轻的一侧哺乳。在哺乳间歇，尽量将发生皲裂的乳头曝露在空气和阳光中，促进伤口愈合。同时要选透气性好、宽松的内衣，以利于空气流通，加快伤口愈合。如果乳头皲裂比较严重，则应停止喂奶24～48小时，或喂奶时使用吸奶器或乳头保护罩，不让宝宝直接接触乳头。

短暂使用乳头保护罩，缓解乳头疼痛

乳头保护罩可以盖住乳头和乳晕。宝宝通过罩子吸奶，可缓解妈妈哺乳时的疼痛。保护罩可根据自己乳头的大小来选择，材质要选择健康无害的，最好去正规的母婴店购买。

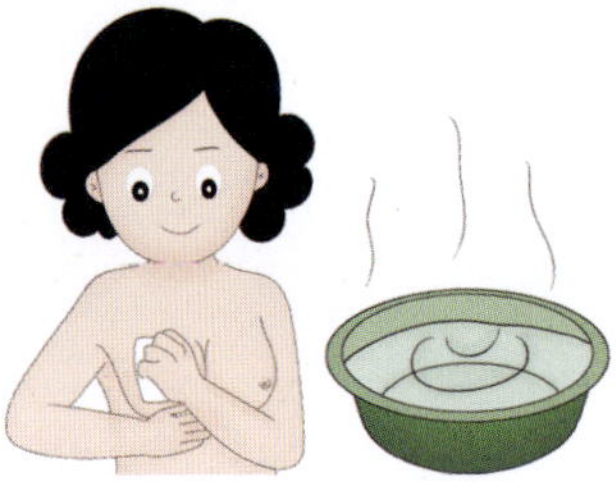

1 使用前先用温水清洗乳头及乳晕。

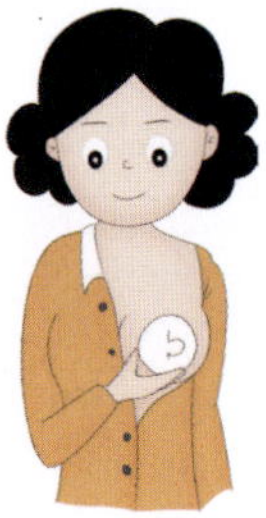

2 将乳头保护罩置于乳头上，并与乳房贴合。

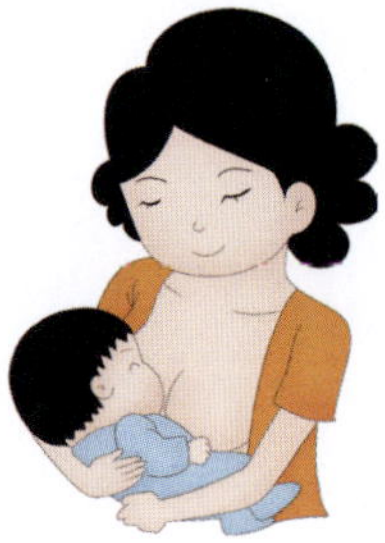

3 先用手指轻压保护罩四周，再给宝宝喂奶，能在一定程度上减轻乳房疼痛。

温开水＋擦涂，保护乳头

因为宝宝本身对妈妈身上的细菌就有抵抗力，所以无须用肥皂、酒精、湿巾擦洗乳头，用温开水清洗乳头破裂部分即可。洗后将乳头霜涂于患处，或使用无水羊毛脂促进愈合，喂奶前不用擦拭。

需要求助专业医生的情形

出现中重度或重度乳头皲裂的妈妈，如果皲裂处经久不愈或反复发作，则要及时寻求医生的帮助。否则哺乳时的疼痛会给妈妈带来巨大的心理压力，不利于乳汁分泌，影响乳汁质量。

乳头凹陷别担心，坚持提拉有效果

扫一扫，听音频

如果妈妈是凹陷乳头，可以采取按摩和摩擦的方法加以矫正。有些妈妈乳头内陷比较严重，可以用矫正器或乳盾来帮助哺乳。

摩擦法提拉乳头

乳头凹陷易积存脏东西，可以借助消毒纱布的摩擦力将乳头提拉出来，但要注意用力不要过猛，要轻轻提拉。方法如下。

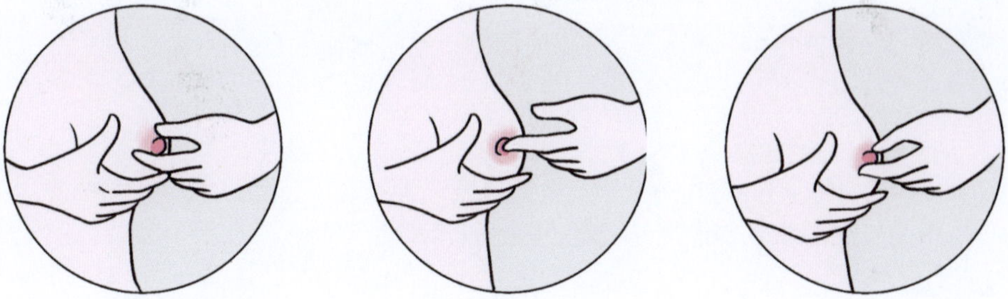

1 一只手托着乳房，另一只手以拇指、食指和中指牵拉乳头下方的乳晕，改善伸展性。

2 用食指将乳头往里压到感觉疼痛为止。

3 用拇指和手指拉住乳头，然后拧动，反复2~3次。

用工具帮忙矫正

严重乳头凹陷的妈妈可以借助乳头吸引器和矫正胸罩来矫正。使用时要注意，一旦发生下腹疼痛则立即停止。

心情好，才有好乳汁

扫一扫，听音频

妈妈的情绪影响乳汁分泌的质和量

妈妈的任何情绪都会通过大脑皮层影响垂体的活动，负面情绪会抑制催乳素的分泌，导致乳汁量减少。心情抑郁会导致肝郁气滞，产生血瘀，不仅造成乳汁缺乏，还会使乳汁变色。由此可见，妈妈的心情关乎乳汁的质量，宝宝喝了妈妈心情不好时泌出的乳汁，也容易烦躁不安、夜晚哭闹。

所以，妈妈要保持好心情，才能让宝宝吃得健康又安心。

保持好心情的小妙招

1. 在产褥期，家人要多和妈妈聊天，关注妈妈的情绪变化。

2. 掌握相关育儿知识，不要给自己过大的心理压力，多向身边的朋友和长辈交流育儿经验，做到科学育儿不焦虑。

3. 做自己喜欢的事情，转移注意力。培养种花、散步等兴趣爱好，可以帮助消除焦虑、愤懑、忧愁等情绪。

4. 平时可以多听一些舒缓、优美的音乐，这样能够放松心情，避免产后抑郁。

5. 月子期可以在家里走一走，放松身心。出了月子，身体条件允许的话可以到户外散散步，呼吸一下新鲜空气。

开奶后，为什么乳房还是胀痛？

医生答： 这是因为宝宝吃奶时吸吮力度太小，不能完全打通乳房的乳腺管。这时为了防止发生涨奶，影响母乳喂养，一定要注意以下 2 个问题。

①千万不要马上吃催奶食物，最好等乳腺管打开，完全开奶以后，再循序渐进地喝些鱼汤、排骨汤等下奶食物。

②可以在护士或专业按摩师的帮助下疏通乳腺管，也可以用吸奶器吸奶，帮助疏通乳腺管。

我胸部较小，能喂饱宝宝吗？

医生答： 母乳是否充足跟乳房大小没有必然关系，主要是看妈妈的身体素质、宝宝是否有效吸吮、乳腺管是否通畅。无论乳房大小，只要乳房健康、身体健康，实现全母乳喂养是完全没有问题的。

扫一扫，听音频

我感觉没有涨奶，也没有奶水给宝宝吃，怎么办？

医生答： 在宝宝吸吮乳头时，妈妈的大脑收到信号后会分泌催乳素和催产素，这两种激素可调节早期乳汁的产生和分泌。宝宝吸吮得越多，催乳素分泌得就越多，就会产生更多的奶水。因此，妈妈应常给宝宝喂奶，最好每天给宝宝喂奶 8 次以上，以促进乳汁分泌。

刚出生1～2天的宝宝胃容量很小，只有7～13毫升，频繁哺乳基本可以吃饱。且宝宝频繁地吸吮，可以训练其吞咽和呼吸的协调度，也能降低妈妈产后涨奶的发生率。如果怕宝宝吃不饱，想要添加奶粉，请在新生儿儿科医生指导下酌情添加。

产后没几天，我就出现了乳晕发痒、乳头湿疹怎么办？

医生答： 乳头湿疹是哺乳期妈妈常见的一种过敏性皮疹，乳头、乳晕的皮肤都可能会出现，妈妈会感到非常痒，但不宜抓挠。此时可用蒲公英、金银花、黄柏各 10 克煮水来清洗乳房，连洗 3 天。或将西瓜霜含片碾成粉用香油调成糊外涂，效果也不错。另外，这段时间应少吃腥发食物，如海鲜、火锅、羊肉等。易漏奶的妈妈应勤换溢乳垫，不要经常捂着乳头和乳晕。

乳头扁平怎么喂奶？

医生答： 如果妈妈的乳头扁平，可以在每次喂奶前将乳头往外牵拉，或用吸奶器吸几下，让乳头变得稍微突出，以便宝宝含住。此外，还可以去母婴用品商店购买乳头牵引器。

高龄妈妈的奶量是否够宝宝食用？

医生答： 请记住，年龄不是影响母乳分泌的重要因素。除了一些特殊情况，如妈妈身体非常虚弱、患病等，大多数妈妈的母乳是够自己的宝宝食用的，包括高龄妈妈。经过分娩，妈妈虚弱、疲劳、失血过多、少食等容易导致乳腺管平滑肌痉挛，减少乳汁分泌。所以，产后要多注意休息，保持愉悦的心情，补充足够的营养，这样实现母乳喂养完全不是问题。

生气时能哺乳吗？

医生答： 生气时，妈妈的身体处于应激状态，会使肾上腺素分泌增加，影响乳汁的分泌，所以量会减少。宝宝的吸吮刺激能增加乳汁的分泌量，有利于量的回升，所以要增加喂养次数。在哺乳时与宝宝肌肤接触，抚摸宝宝，这些有爱的交流能平复妈妈的不良情绪，再加上调节乳汁分泌的激素（催乳素 / 催产素）均是类似内啡肽类的物质，也会让妈妈有愉悦感和幸福感。

第四章

骨盆正位、盆底肌修复，缓解松弛、漏尿及产后腰背疼

骨盆、盆底肌、子宫状态评估，了解身体损伤程度

扫一扫，听音频

骨盆变形自测

骨盆的韧带、肌肉在怀孕期间会变得松弛。分娩时，为了让胎儿顺利通过，骨盆最大限度地打开，很可能会拉伤关节、韧带和肌肉，也容易使关节部位牵拉、碰挫、扭转，导致骨盆变形。这些变化一般在产褥期会慢慢恢复，但如果恢复不好，容易引起腰痛、耻骨疼痛、腹痛，甚至还可能导致子宫下垂、阴道松弛、阴道壁膨出、尿失禁和体形变化。

自测自己是否骨盆变形

- ☑ 自然地平躺好，让家人帮忙看一下两脚内踝的位置是否一致。如果双腿一长一短，或两脚的脚趾和脚背一脚往上撇、一脚往旁边撇，则表明骨盆变形。
- ☑ 两只鞋底磨损不均匀，则提示有骨盆变形的可能。
- ☑ 站立时感觉身体前倾，出现腰痛，提示有骨盆前倾的可能。

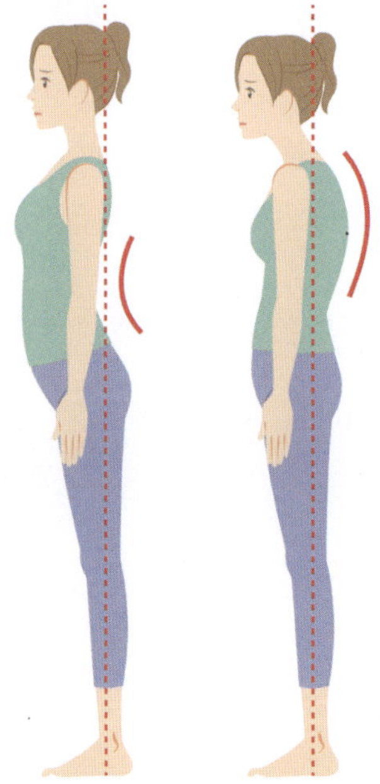
骨盆前倾　　骨盆后倾

骨盆变形的几种类型

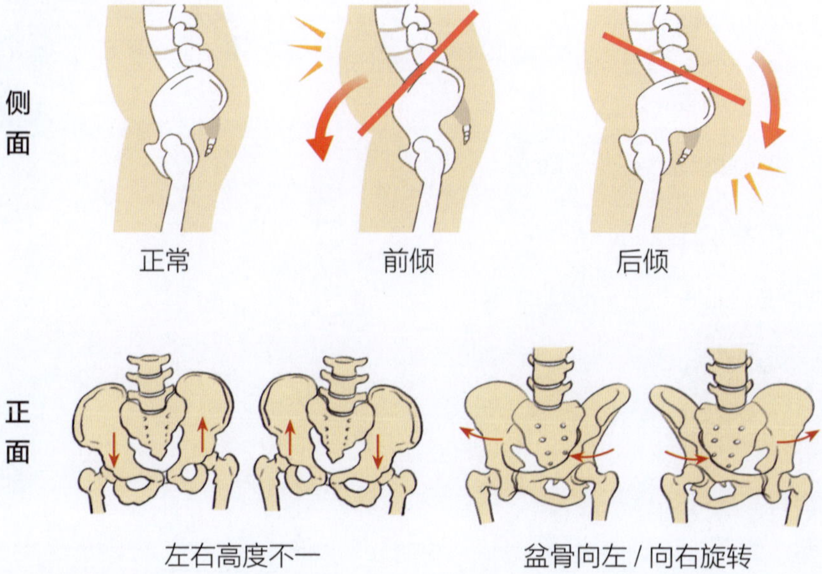

骨盆前倾：胸部、臀部凸出，乍一看前凸后翘，实际上腹肌力量很弱，往后弯腰时容易腰疼。

骨盆后倾：走路时驼背、垂屁股，感觉很没精神，且容易出现肩颈酸痛。

骨盆左右高度不一样：一条腿比另一条腿长一点点，正常站立时骨盆一边高一边低。

骨盆旋转：整个人处在一种向特定方向“拧巴”的状态。

盆底肌和子宫状态自测

无论是顺产还是剖宫产，很多妈妈产后都会遇到盆底肌松弛导致的尿失禁等尴尬。产后 42 天是盆底肌修复的黄金时期，可通过盆底肌力评估，了解盆底肌的损伤程度。

盆底肌功能自测

是否出现以下情况	是□	否□
经常尿频、尿急	是□	否□
咳嗽、打喷嚏或大笑时有漏尿	是□	否□
下腹部和生殖区域疼痛或不适	是□	否□
需要向下发很大的力才能排便	是□	否□
不能完全排空大便	是□	否□
阴道区域有凸起	是□	否□
一天结束时，会阴有下坠感	是□	否□

注：超过3个『是』，需做进一步的盆底筛查，进行盆底康复。

子宫恢复情况自测

摸子宫

摸肚脐周围可以感受到子宫的恢复情况。如果恢复良好，2 周左右就应该摸不出子宫，也没有硬硬的感觉了。

辨恶露

第一阶段：血性恶露
持续时间：4~6 天
特点：鲜红、量多

第二阶段：浆液恶露
持续时间：10 天左右
特点：淡红色

第三阶段：白色恶露
持续时间：3 周左右
特点：颜色较白、黏稠

特别叮嘱

如果产后超过 42 天恶露还未排净，就要及时就医。另外，在产后前几个月切忌将腹肌松弛误认为子宫收缩不良而乱用药物。

骨盆中立位重建，缓解骨盆前倾、腰疼

扫一扫，听音频

骨盆前倾的危害

- 探脖、驼背、不良腿型（如X形腿等）、假胯宽
- 腰背疼痛
- 盆底功能障碍性疾病（如压力性尿失禁等）
- 便秘、痛经
- 小腹凸起，臀部横向发展、下垂

判断产后骨盆前倾的小妙招

将足跟、肩膀、背部、臀部贴紧墙面，腰椎与墙面可伸入一掌为正常，伸入一拳则为骨盆前倾。

产后骨盆修复的最佳时间

骨盆修复从产后42天开始至产后1年内为最佳时间。一般来说，盆底肌、子宫颈、子宫内膜全部恢复到孕前状态要到产后42天左右，恢复到能拎重物的程度要到产后8~12周。另外，剖宫产妈妈同样需要进行骨盆修复。因为在怀孕期间盆底肌长达10个月的时间一直处于超负荷状态，再加上较高的激素水平，都可能导致盆底肌薄弱。

需要注意的是，一旦出现身体状况不佳、做伸展运动时感到疼痛，或睡眠不足、空腹时，要谨慎进行骨盆修复运动。

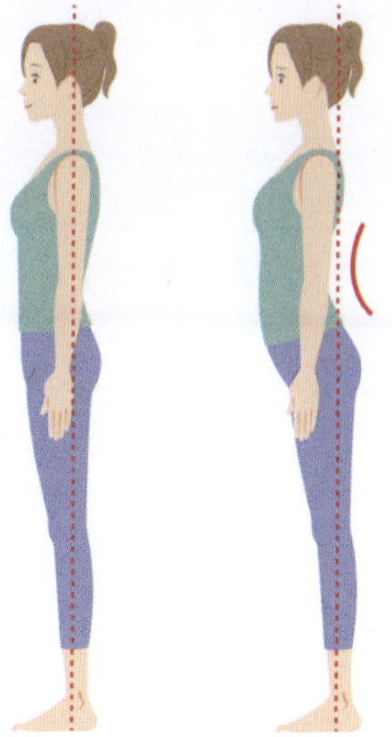

正常　　骨盆前倾

放缓步速、提肛运动有助于打造完美骨盆

产后恢复期最好减少上下楼梯以及走斜坡路。在走路时，要注意放慢速度，步子不可迈得太大，以免加重耻骨损伤。

产后可先做提肛运动，即吸气的时候放松肛门，呼气的时候收缩肛门。等到产后 42 天，通过检查了解自己盆底肌的情况以后，再根据具体情况进入正常的保养练习阶段。

盆底肌过松

进行盆腹式呼吸，即吸气的时候，盆底肌放松，呼气的时候感受盆底肌收缩的练习。

盆底肌过紧

进行正确的腹式呼吸练习（参见第110～111页），让过紧的盆底肌放松下来。

盆底肌正常

进行综合性练习。盆底的快收肌练习，即收2秒、放2秒；盆底的慢收肌练习，即收4～8秒，放4～8秒。

坐时不跷二郎腿，有助于骨盆恢复

很多人坐时不知不觉就会跷起二郎腿，这会使骨盆和髋关节长期受压，易有酸疼感，时间一长会导致骨盆歪斜，同时还可能出现骨骼变形或肌肉劳损。对于处于骨盆恢复期的产后妈妈，尤其是长期坐着的上班族来说，更要注意保持正确的坐姿，腰部挺直，膝盖自然弯曲，保持双脚并拢着地，不要跷二郎腿。同时，日常要注意伸展背肌，打开双肩，这不仅有助于重建骨盆中立位，还能保持良好的体态。

柔韧曲线小动作，重建骨盆中立位

钟摆式运动

保持站姿，身体挺直，双手叉腰。将骨盆轮流往两侧向上提，像钟摆一样左右摆动。该动作需缓慢进行，不要太用力，重复5~10次即可。**产后42天可以开始做这个动作。**

功效： 让骨盆回到中央，放松紧绷的髋关节。

扫一扫，看视频

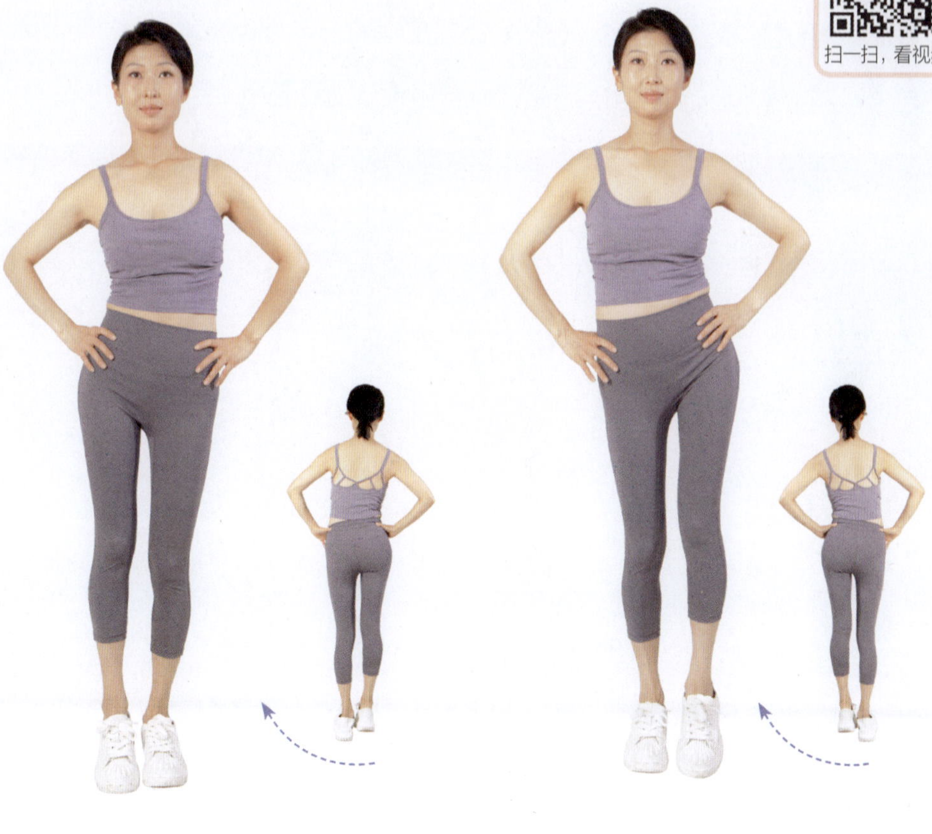

特别叮嘱

做这一动作时要尽量保持上半身挺直不动，将注意力放在骨盆上，用心感受整个骨盆在左右摆动。

蹲起式运动

功效： 正骨盆，瘦臀腹。

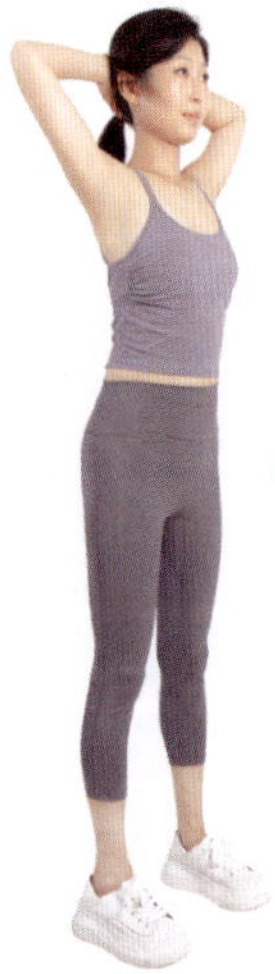

1 双脚开立与肩同宽，双手十指相交放于脑后，双腿挺直，吸气时背部向上伸展。

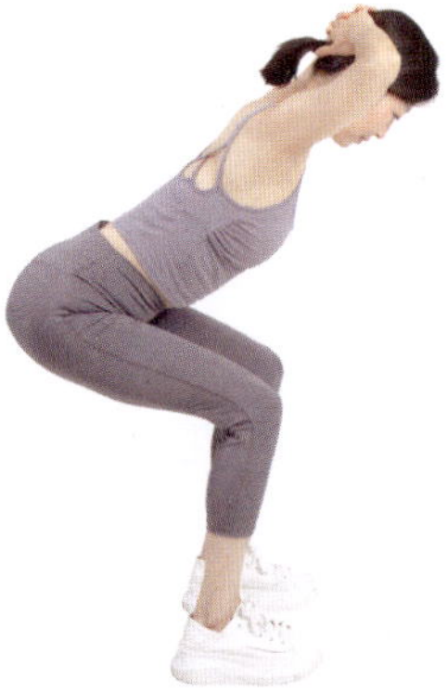

2 呼气，同时屈膝下蹲，尽量蹲至大腿与地面平行的位置。膝盖不要超过脚尖。

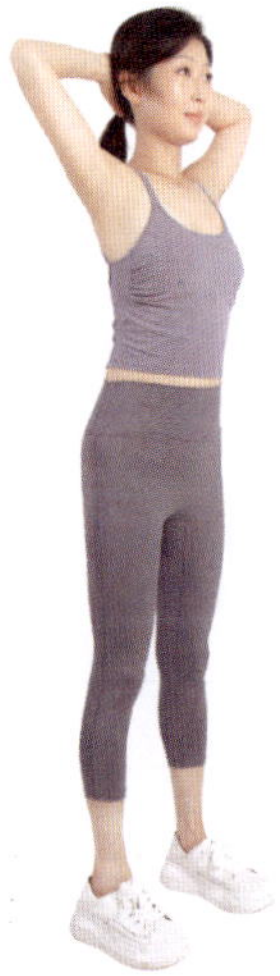

3 吸气，同时双脚蹬地向上站起来。**产后 42 天可以开始做这个动作。**

端正骨盆，从饮食方面加强骨质

钙直接关系到骨骼的健康，在产后骨盆恢复阶段要注重补钙，加强骨质，促进骨盆恢复。

- ☑ 牛奶中的钙含量高达 85％，其所含的钙是容易吸收的乳钙质，且牛奶中的乳糖、维生素 D 等都能促进钙的吸收，是人体补钙的最佳来源。在补钙的同时，牛奶还可以提供优质蛋白质、脂肪、维生素 A 和锌等营养素，有助于产后的骨盆恢复。
- ☑ 大豆及其制品中富含钙，可以促进骨骼健康，减少骨质流失，有助于预防骨质疏松。
- ☑ 绿叶菜的钙含量在50～180毫克/100克，如小油菜、小白菜、芹菜等，不但含钙，还含有大量的钾、镁，可减少钙的流失。但要注意，有的绿叶菜含较多草酸，需要焯水后烹调食用，以免影响钙吸收。
- ☑ 坚果不但含有较多的钙，还含有铁、磷、镁、硒等矿物质，能增加骨密度，对补钙和加强骨质有事半功倍的效果。

牛奶黑芝麻豆浆 补钙壮骨

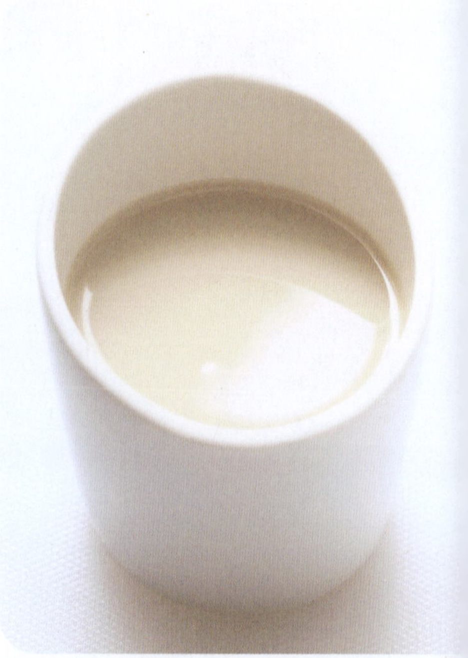

材料 黄豆50克，牛奶100克，熟黑芝麻15克。

做法

1 黄豆用清水浸泡8～12小时，洗净。

2 将黄豆和熟黑芝麻倒入全自动豆浆机中，加水至上下水位线之间，按下“豆浆”键，煮至豆浆机提示豆浆做好，加牛奶搅拌均匀即可。

功效：此豆浆不仅可帮助补钙，还可滋养秀发。

虾仁西芹粥 维护骨骼健康

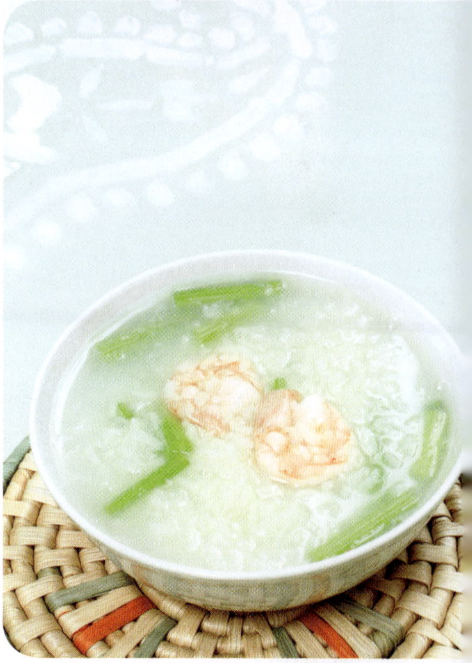

材料 大米80克，虾仁100克，西芹50克。

调料 盐、料酒、姜末、淀粉各适量。

做法

1 大米洗净，浸泡30分钟；西芹择洗净，切小段；虾仁洗净，加入料酒、姜末、淀粉和盐抓匀。

2 锅置火上，放入适量水，大火烧开后下入大米煮开，再转小火熬煮约30分钟，至米粒开花、粥汁沸腾时加入虾仁，煮熟后加入芹菜段，放适量盐拌匀，略煮开即可。

功效：此粥富含钙质、优质蛋白质，能帮助产后女性补钙，维护骨骼健康。

盆底肌功能修复，缓解漏尿、预防内脏下垂

扫一扫，听音频

自查盆底功能损伤情况

- 性生活质量变差，阴道松弛
- 排便困难
- 打喷嚏、咳嗽等腹压增大时会漏尿
- 腰骶部疼痛或有下坠感
- 盆腔器官脱垂，阴道口有肉样东西掉出

注：如果出现 3 种或以上情况，说明盆底肌功能损伤已影响到生活质量，需要寻求医生的帮助进行盆底肌修复。

了解产后盆底肌功能状态

盆底肌是一组位于骨盆底部的肌肉，就像一张紧绷的吊床，支撑着膀胱、子宫、直肠等重要器官，掌管着排尿、性生活等重要生理功能。妊娠和分娩对盆底肌的损伤表现为阴道松弛、易漏尿等，如果不及时修复，可能会发展成尿失禁、子宫脱垂、膀胱直肠膨出等盆底功能障碍性疾病，严重影响生活质量。

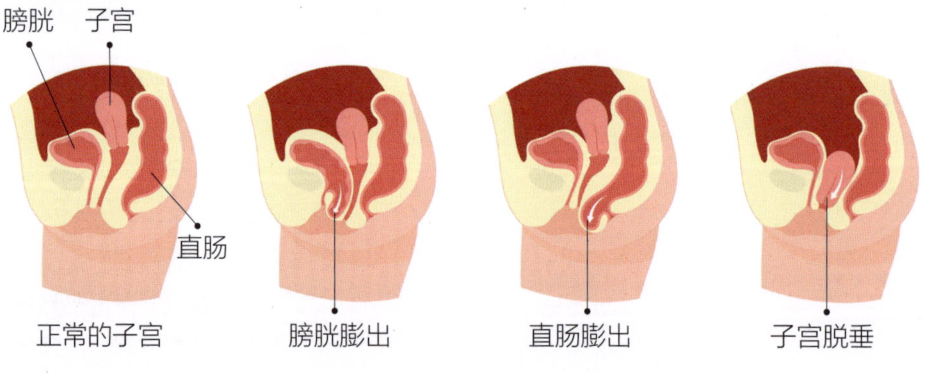

如何远离产后尿失禁

产后不宜久蹲、久站、坐矮凳，以免加大盆底肌的压力。会阴部有侧切伤口时，应少吃辛辣刺激性食物，避免伤口愈合不良而影响盆底肌恢复。

借助瑜伽球，恢复盆底肌弹性

功效： 锻炼骨盆骨骼和盆底肌，促进盆底肌弹性的恢复。

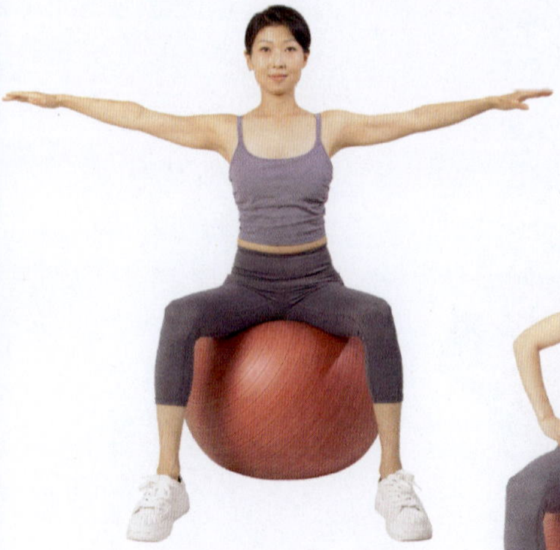

1 坐在瑜伽球上，双腿分开，张开双臂，身体轻轻用力使瑜伽球慢慢上弹、下陷即可，活动时间为5～10分钟。在做这组动作时，为了安全起见，可在瑜伽球底部围一圈薄毯，以防瑜伽球乱跑。

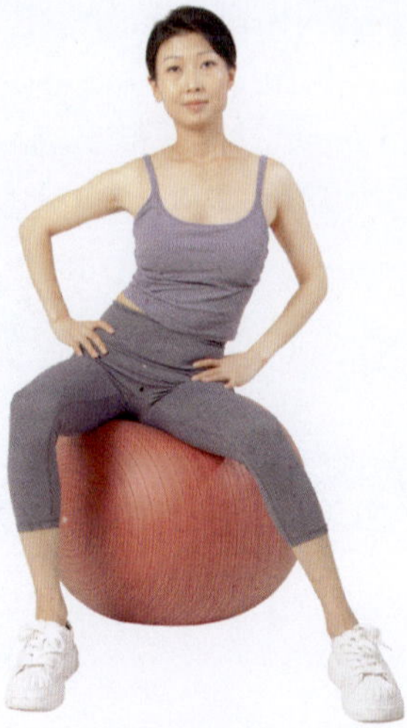

2 坐在瑜伽球上，双腿分开、双手叉腰，慢慢向右转动身体到最大限度后，保持5～10秒，然后回到原来的状态。

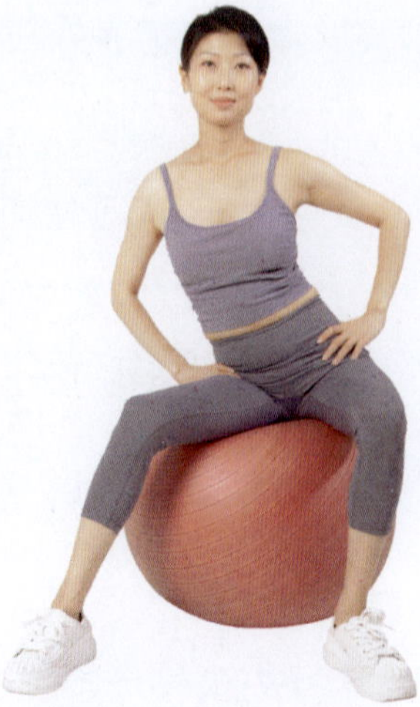

3 休息3～5秒，然后慢慢向左转到最大限度后保持5～10秒，再恢复到原状。两侧交替进行5～10次即可。**产后42天可以开始练习这组动作。**

简单的坐位小动作，修复盆底肌功能

1 坐位，两脚掌紧贴相对，双手握住脚尖，将脚跟尽量拉向会阴处，把集中力放在大腿根部。然后，背部挺直，慢慢俯身，尽量让上半身压平在脚上。维持该姿势约30秒，重复5～10次即可。**产后42天可以开始练习这组动作。**

功效：锻炼盆底肌的弹性，促进骨盆恢复。

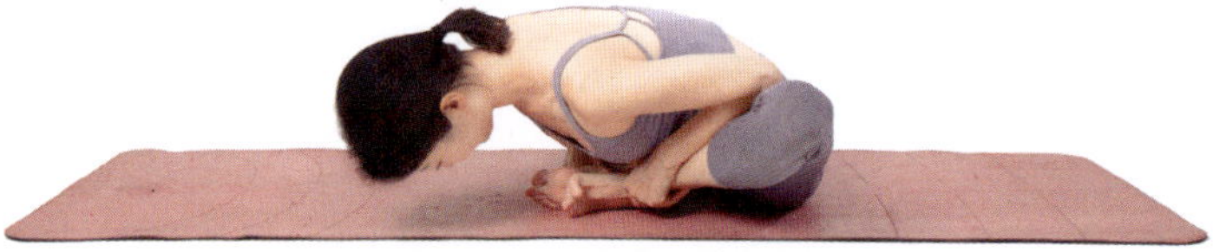

扫一扫，看视频

2 坐位，双脚打开，左腿伸直，右腿弯曲让脚跟尽量靠近会阴部。左手抓住左脚脚踝，右手向后放在左腰部，身体慢慢往左边弯曲，达到最大限度后保持20秒。然后换腿重复动作，左右交替各做5～10次即可。一开始做这个动作时，如果做不到，身体弯曲的角度可以小一些，不要强求。

产后42天可以开始练习这组动作。

功效：锻炼盆底肌和腰部肌肉，促进产后恢复。

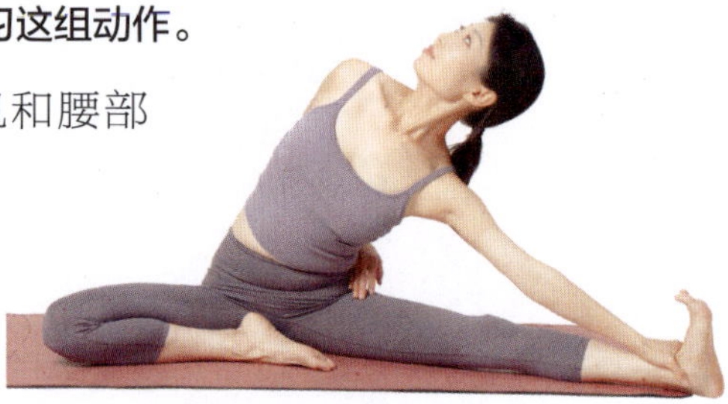

扫一扫，看视频

臀桥锻炼盆底肌

功效：有助于恢复松弛的盆底肌，可减轻尿失禁症状，将内脏归附原位。具体方法参见第117页。每天100～150次。**产后2周就可以做这个动作。**

特别叮嘱

产后妈妈要根据自己的身体情况进行练习，不可强求。

控制体重，远离漏尿尴尬和内脏下垂

超重或肥胖的女性，因盆腔器官压力过大，更易出现漏尿、性功能障碍、子宫脱垂等症状。所以产后应自觉控制体重，做到合理饮食，并搭配适当的运动，将体重维持在正常范围内（即BMI=18.5～23.9千克/米^2）。

体重指数（BMI）的计算方式及评价标准

BMI（千克／米^2）= 体重（千克）÷ 身高的平方（米^2）

体重指数（千克／米^2）	体重标准
<18.5	体重过低
18.5～23.9	体重正常
24～27.9	超重
≥ 28	肥胖

建立主动训练意识，促进产后恢复

产后妈妈需在头脑中建立主动训练的意识，运用碎片和休息时间，制订相应计划进行瑜伽球运动（参见第 101 页）、坐位小动作（参见第 102 页）、凯格尔运动（参见第 53 页）、臀桥（参见第 117 页）等盆底肌训练，将训练融入生活，养成习惯，随时随地进行，促进产后更好的恢复。

生产后，咳嗽、大笑时都会漏尿，自己在家做盆底肌训练多久能见效？

医生答： 产后妈妈自己在家做盆底肌训练需要4～6周才能初见成效。如果想得到满意的效果，大概需要3个月。在做盆底肌的凯格尔运动（参见第53页）、腹式呼吸（参见第116页）等训练时尽量将每个动作做到位，同时也要注意不能操之过急，保持心态平和，持之以恒地坚持训练。

如果产后妈妈自己进行盆底肌训练，感到效果不甚理想，也可以到医院寻求专业医师的帮助，使用电刺激治疗等物理治疗手段。

产后检查有必要去吗？

医生答： 产后 42 天的检查是很有必要的，它是孕产期保健的重要组成部分，也是保障母婴安全和健康的重要环节。产后妈妈虽然对自己的身体有一定的感知，但是否已经恢复到孕前水平，还是要做进一步检查才知道。因此，妈妈产后 42 天应带着宝宝一起去医院进行相关的检查。

扫一扫，听音频

做了骨盆修复后，是不是就可以“一劳永逸”了？

医生答： 即使做了骨盆修复，也要注意肌肉的训练及习惯的调整，才能长期维持骨盆的稳定。骨盆修复后 1 周内禁止性生活；日常要加强盆底功能的自我康复训练，如进行凯格尔运动、双腿平抬等有氧运动；坐着的时候端正坐姿，保持脊柱正直，臀部均衡受力，双脚平行踩地；走路的时候抬头挺胸，以胸带步，双脚平行径直向前走；日常穿着要舒适，鞋子质地要平软，不穿低腰和紧身的裤子及高跟鞋；尽量不负重，不挎单肩包。

第五章

腹肌修复，打造紧致腹部，提升核心力量

激活腹横肌，产后收腹第一步

扫一扫，听音频

激活腹横肌，消灭大肚腩

腹横肌是腹部中央包裹的一圈筒状肌肉，它是腹部深层的肌肉，像束腰带一样，自腰椎从后往前以横向的肌纤维包覆住腰部，是人体内唯一一块横向收缩的肌肉。它可以增加腹压，让脊柱前屈、侧屈、旋转，以及降肋辅助吐气，帮助身体支撑，减轻脊柱负担。

由于怀孕时肚子被撑大，内脏错位，整个孕期都缺乏对腹部的锻炼，腹横肌就会变得松弛。有的新妈妈虽然做了卷腹等训练后体重有所下降，但肚子还是松松垮垮，这其实就是腹横肌没有收紧造成的。因此，在训练时应先激活包括腹横肌在内的整体深层内核心，再修复损伤。

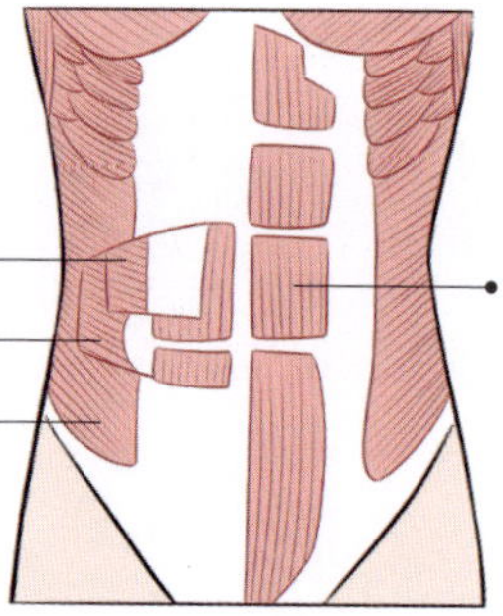

产后收腹的第一步在于腹横肌、横膈肌、盆底肌的功能恢复，重新获得正常的腹内压，才能获得更好的收腹效果。

腹横肌的位置在这里

站直，用鼻子吸气到腹部，让腹部像气球一样膨胀起来，然后用嘴巴慢慢呼气，时间尽量长于 4 秒，想象自己穿上一条又瘦又紧的牛仔裤，必须收紧腹部才能拉上拉链，这时收缩的部位就是腹横肌。

激活腹横肌要求慢吸慢呼

腹横肌的激活：手放于腰两侧，高度平脐；慢吸，鼻子吸气；慢呼，嘴巴呼气。

收腰呼吸法激活腹横肌

次数： 3 次吐气为一组，练习 3 组，每组中间休息 30 秒。

扫一扫，看视频

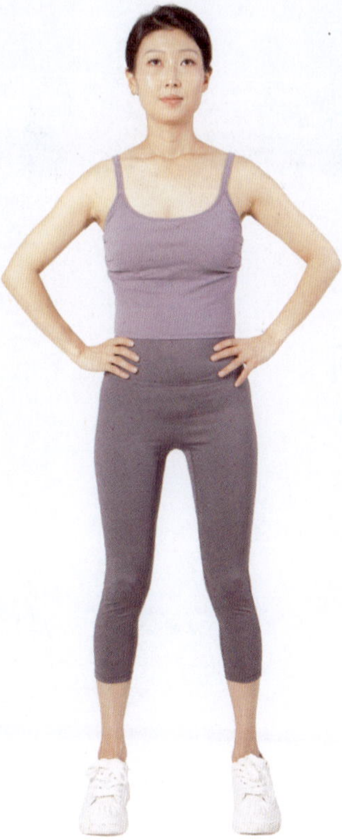

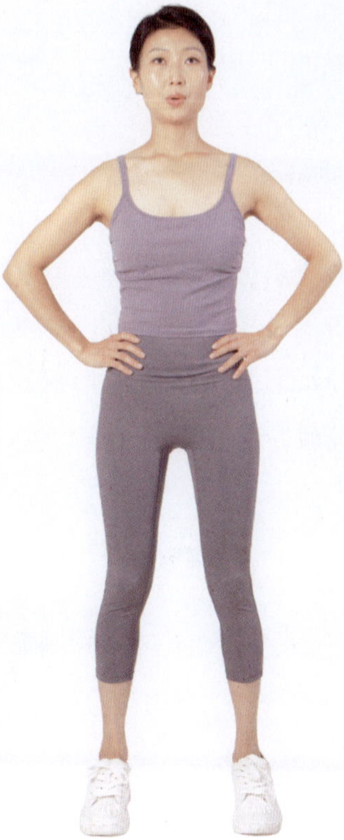

1 取站姿，双脚分开，与肩同宽，双手叉腰，放于肚脐靠上一点的位置。用鼻子深吸气，把空气深吸进腹部，感受胸腔、腹部鼓起来的感觉。

2 用嘴慢慢吐气，边吐气边收腹，感觉没气可吐的时候，给腹部一个压力再吐一口气。**产后 3 个月可以做这个动作。**

仰卧屈膝配合呼吸法激活腹横肌

次数： 每次练习10～20组。

1. 仰卧，屈双膝，双脚平放在地板上，大腿内侧夹瑜伽砖。

2. 保持脊柱自然弯曲，想象大腿骨变得非常沉重，深深沉入髋关节。

3. 吸气，感觉躯干在扩张。呼气，下腹部最底部向内向上提，将所有空气从两肺挤压出去。

4. 吸气，感受骨盆底自然扩张，呼气收缩上提。**产后3个月可以做这个动作。**

每次吸气时，骨盆底和腹部肌肉扩张；每次呼气时，骨盆底上提，腹部肌肉收缩。

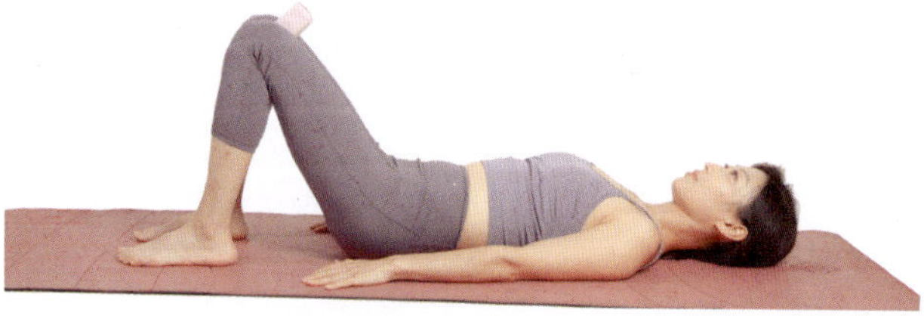

四足支撑配合呼吸法激活腹横肌

次数： 每次练习10～20组。

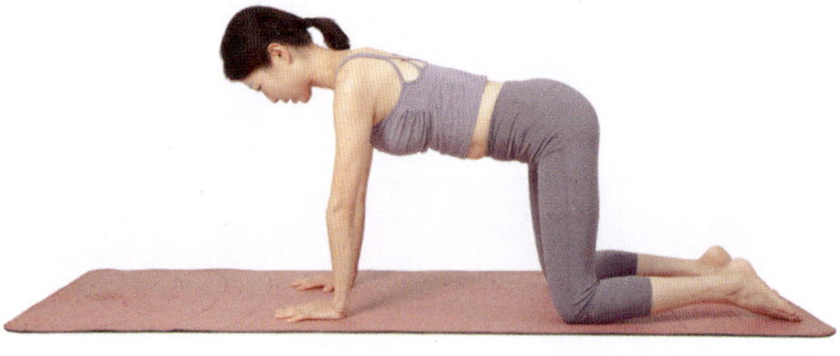

1 跪立在瑜伽垫上，手臂及双腿垂直垫面，分开与髋同宽，膝关节、髋关节和肩关节均呈90度。

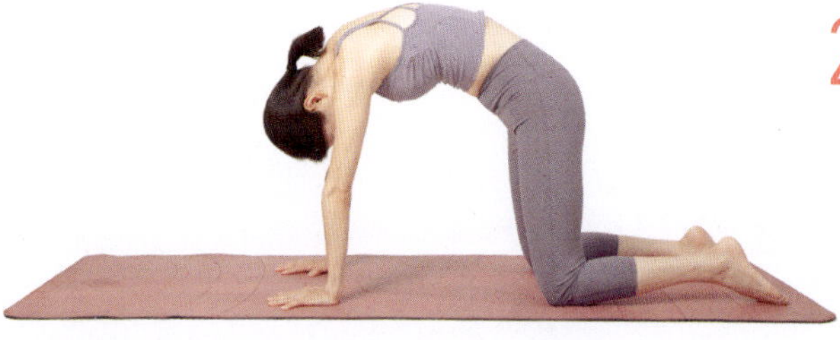

2 吸气，抬头挺胸，骨盆向前转动；呼气，低头拱背，骨盆向后转动，同时用力收紧腹部，尽量延长呼气的时间。**产后3个月可以做这个动作。**

强化横膈肌，重建正确呼吸模式

扫一扫，听音频

感受横隔肌位置

横膈肌也叫横膈膜，是位于胸腔和腹腔之间薄薄的一层肌肉，形状像穹顶。人体60%～80%的呼吸都依靠横膈肌。新妈妈可以试着感受一下，吸气时横膈肌下降，胸腔容积增大，“穹顶”被渐渐压成“平地”；呼气时横膈肌上升，胸腔的容量减小，“平地”又渐渐恢复成“穹顶”。

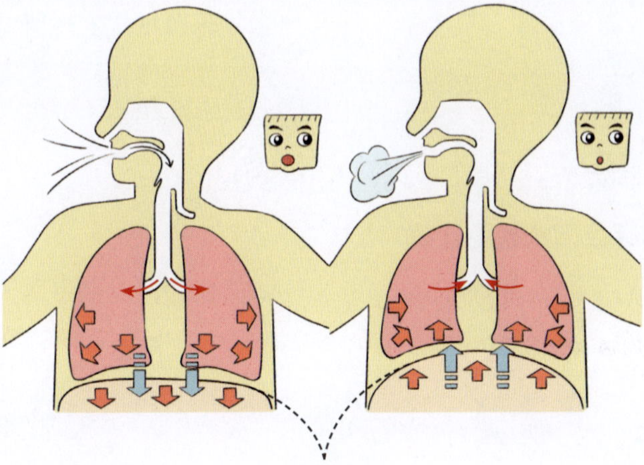

为什么产后横膈肌功能会异常

怀孕期间，胎儿不断生长发育，增大的子宫使横膈肌被迫上移，导致横隔肌的运动受到限制，进而影响正常呼吸。这时肋骨角横向被撑大撑开，常会出现腹部松弛、小腹凸起的现象。

分娩后，横膈肌的压力有所恢复，但这种长期的抑制会形成习惯，横膈肌的升降功能往往不能完全恢复，因此需要重建正常的呼吸模式。激活横膈肌，要求快吸慢呼。

呼吸不对，坏处多多

- 肋骨外翻、胸廓扩大
- 焦虑、抑郁
- 肠胃不适
- 肩颈、腰背酸疼
- 盆底肌功能下降、腹直肌分离

正确呼吸法：腹式呼吸

学会腹式呼吸，有助于减少患感冒、支气管炎、哮喘等呼吸系统疾病的风险，能有效增加身体氧气供给，同时横膈肌和肋间肌也会得到锻炼，更有助于保持精力充沛。

错误呼吸法：胸式呼吸

女性更习惯于胸式呼吸，即肋骨上下运动、胸部微微扩张。长期使用胸式呼吸模式会让腰背部及盆底肌得不到有效训练，进而出现肌肉无力、筋膜紧张及各种疼痛不适。

三招判断呼吸模式是否正确

- 吸气时胸部和腹部收紧，呼气时反而鼓起，说明呼吸方式错误。
- 仰卧位，将手轻放于小腹，做咳嗽动作，若小腹向上凸起，为错误呼吸模式；若小腹向内收缩，则为正确呼吸模式。
- 双手叉腰，自然呼吸，感受四指、虎口及拇指随呼吸的起伏情况，若感受不到虎口及拇指处呼吸起伏，为错误呼吸模式。

掌握腹式呼吸练习技巧，重建呼吸模式

仰躺练习

1. 仰卧位，屈小腿放松，拿一本书放在肚子上，双手放在胸部。呼吸时观察手和书的起伏，如果手感觉不到胸部的隆起，而肚子上的书会随呼吸鼓起下沉，这样才算做到有效呼吸。

2. 吸气时用鼻子吸气，呼气时用口吐气，慢慢数 5 秒把气吐光，等到熟练后再延长吐气时间。

趴卧练习

采取趴卧练习，可直接感受呼吸，吸气时下腹部顶起。吐气时同样慢慢默数 5 秒，把气吐光，等到熟练后再延长吐气时间。

特别叮嘱

1. 呼吸中，如果肩膀耸动，代表肩颈紧张，可在头颈下垫毛巾，让颈部自然延展，肩膀放松下来。
2. 恶露干净前，主要练习腹式呼吸。

改善肋骨外翻，建立正确呼吸模式

在怀孕时，随着胎儿不断长大，准妈妈的肋骨角会被撑开，导致横膈肌被顶入胸腔，不能正常向下回弹。在气体交换过程中肺部舒张的空间过窄，会导致心肺功能下降，出现胸闷、气喘、气短等现象。而肋骨外翻也会让新妈妈看起来虎背熊腰，影响体态。

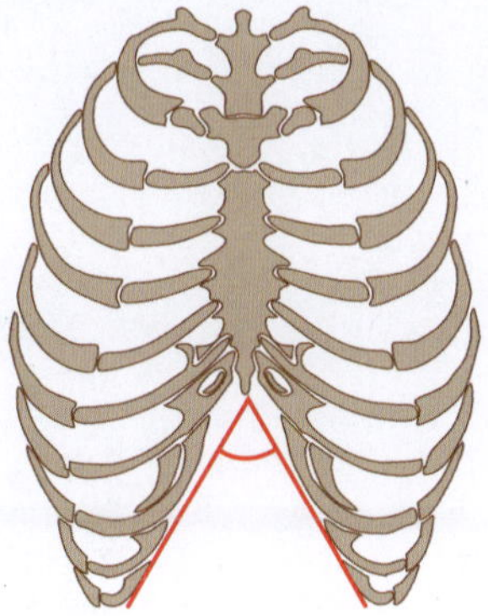

保持平躺，检查肋骨之间的角度，正常的角度为 90 度，若超过 90 度，则可能存在外翻情况

以下两个小动作搭配均匀的腹式呼吸，可帮助改善肋骨外翻，重塑优美体态。

跪姿胸椎旋转，提高胸椎活动度

1. 身体呈俯身跪姿，双臂伸直，双手撑地，指尖朝前；背部挺直，与地面基本平行；目视双手方向。

2. 保持右臂伸直且右肩位置固定，左手掌放于脑后，吸气时，左手肘带动胸椎向上旋转，保持 3 秒；呼气时，左手肘向下，触碰右手肘窝，保持 3 秒。重复两侧旋转动作。**产后 3 个月可以做这个动作。**

扫一扫，看视频

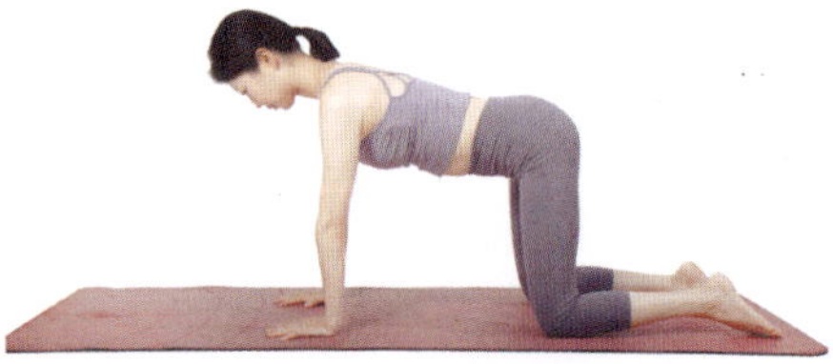

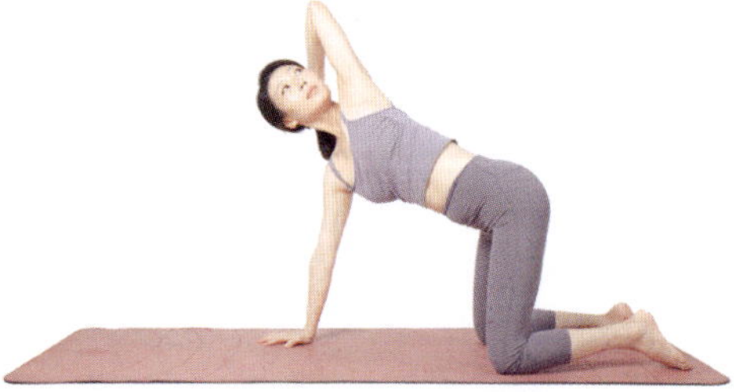

坐姿扭转，改善肋骨外翻

1. 坐在垫子上，双腿向前伸直，坐骨均匀压实，脚尖回勾，屈左膝，左脚放于右膝外侧，脚掌踩实，双手抱左膝。

2.左手斜放在身体后方，吸气，右手臂伸直向上，脊柱往上延展，拉长侧腰；呼气，右手肘抵在左膝外侧，以脊柱为轴，身体从腹部开始向左扭转，手肘与膝盖相互对抗。每次呼气时加深扭转，保持3 ~ 5个呼吸。

3. 换方向再做一次。深吸气时，感受胸腔的扩张，呼气时感受胸椎的加强扭转。**产后 3 个月可以做这个动作。**

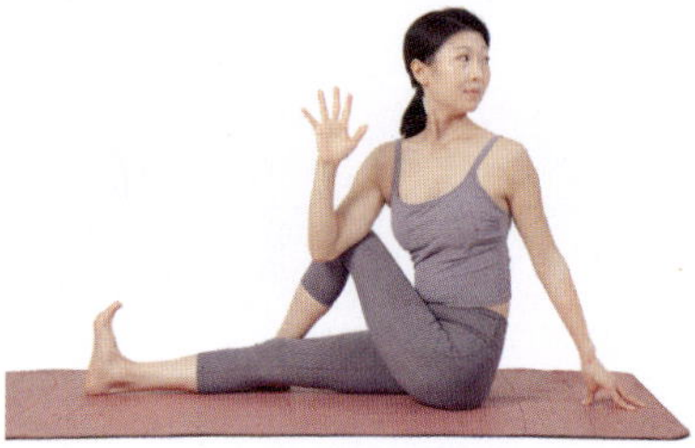

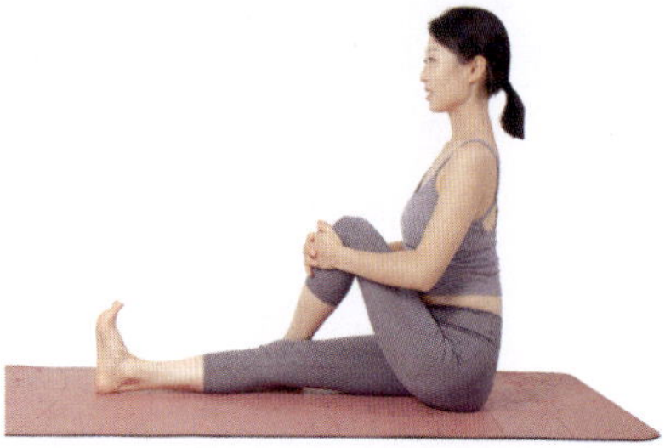

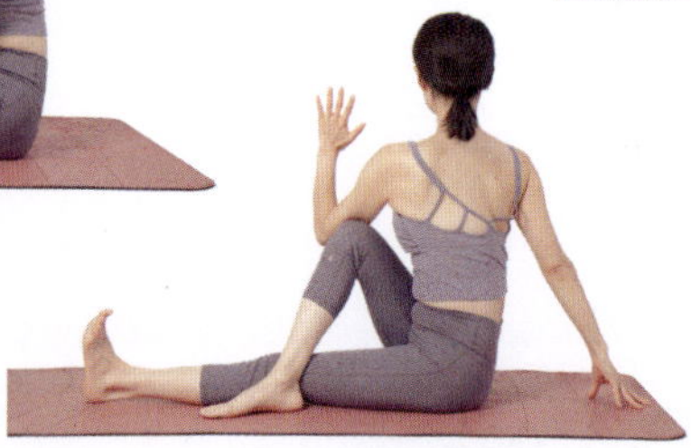

扫一扫，看视频

加强腹内外斜肌，缓解小腹突出

扫一扫，听音频

腹内外斜肌的代称——“人鱼线”

腹内外斜肌是掌管着腰部曲线的两块肌肉，统称为腹斜肌，也是人们常说的“人鱼线”，这两块肌肉松弛就会导致小腹突出、水桶腰等问题。因此，产后加强对腹内外斜肌的训练能更好地瘦腰腹，打造腰部线条。

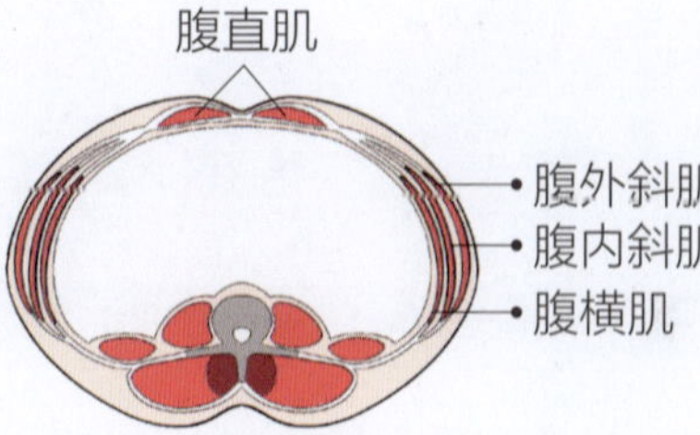

左右摇摆，缓解小腹突出

次数：重复做 20 次。

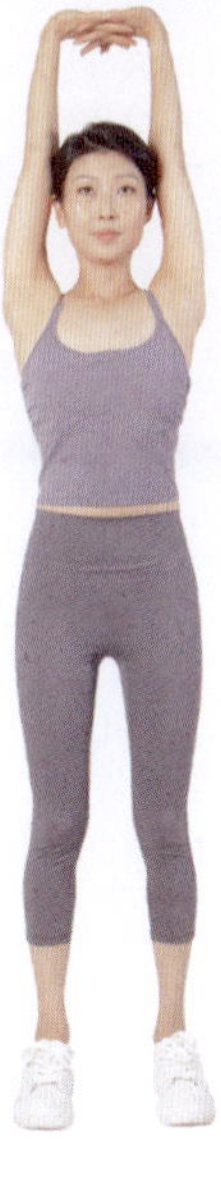

1 保持站姿，双脚分开，与肩同宽，双腿收紧上提。吸气的同时双臂由身体两侧向上抬起，双手在头顶上方交叉，掌心向上。

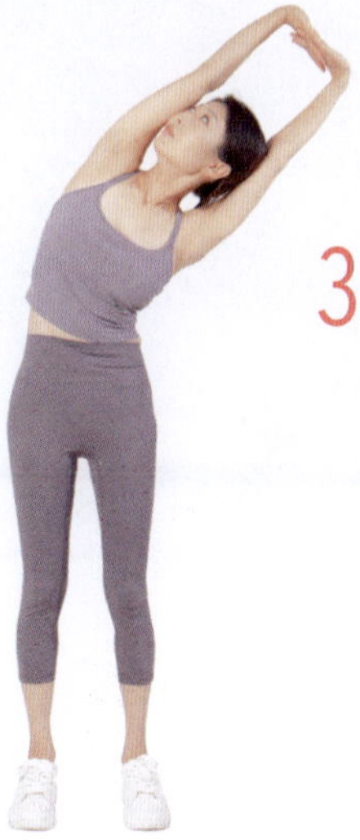

2 呼气，上身缓缓向左侧弯曲，感受右侧腰部拉伸，并坚持 20 秒，然后吸气，回到中间位置。

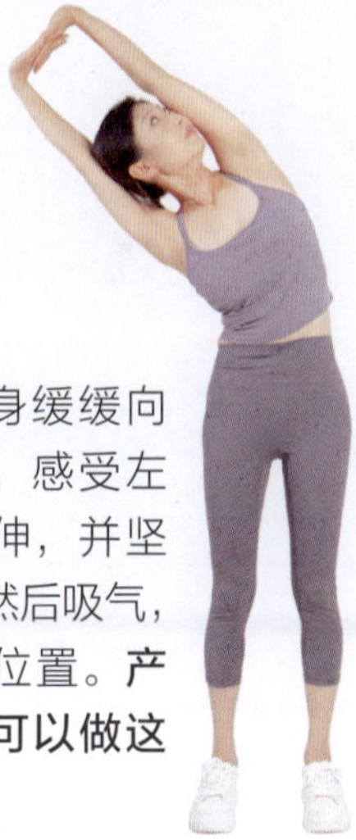

3 呼气，上身缓缓向右侧弯曲，感受左侧腰部拉伸，并坚持20秒，然后吸气，回到中间位置。**产后 3 个月可以做这个动作。**

扫一扫，看视频

俄罗斯转体，瘦腰腹

次数： 20次一组，每天6组，每组间隔30～60秒。

注：腹直肌分离2.5厘米以上不要做这个动作。待腹直肌分离恢复到1指时，再做这个动作。

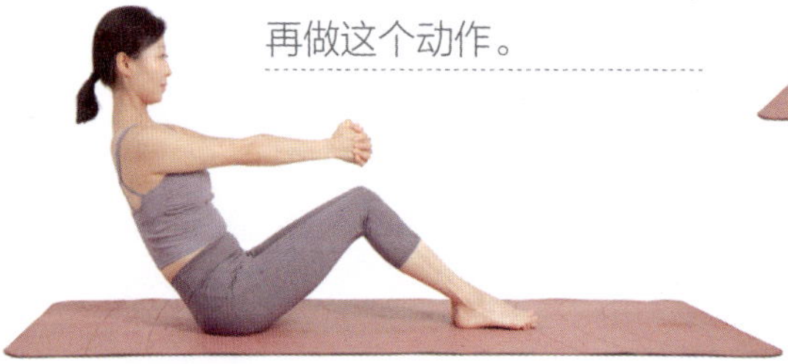

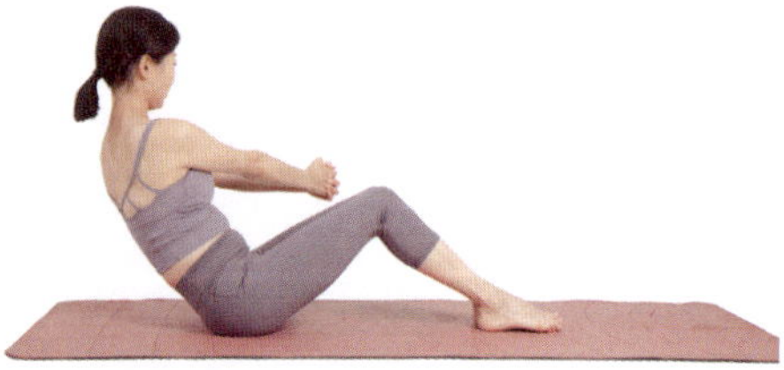

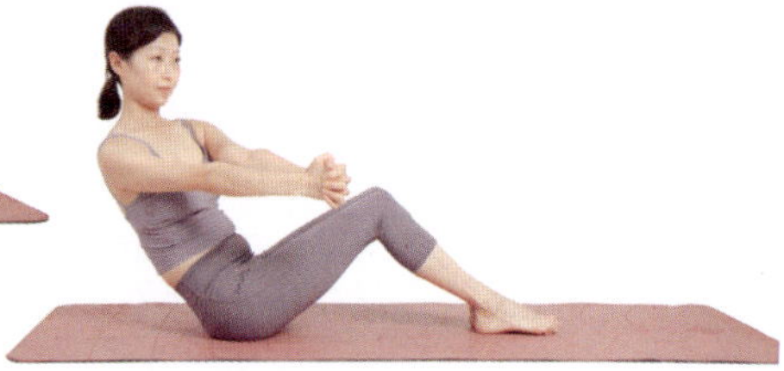

1 坐在健身垫上，膝盖弯曲，双脚平放在健身垫上，身体向后使上半身与地面大约呈45度，脊柱躯干和大腿呈“V”字形，双臂伸直向前，两手手指交叉，保持腿部固定。

2 腹部发力，放松腰背部肌肉，将身体向右转，同时吸气，再回到中心位置，之后以同样的方式将身体向左转，同时呼气，然后回到中心位置。此为1次。**产后3个月可以做这个动作。**

躺姿钟摆，训练腹内外斜肌

次数： 重复做10次。

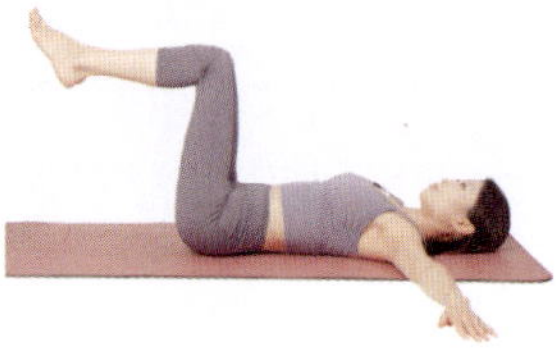

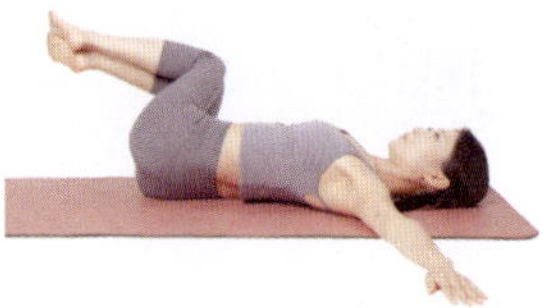

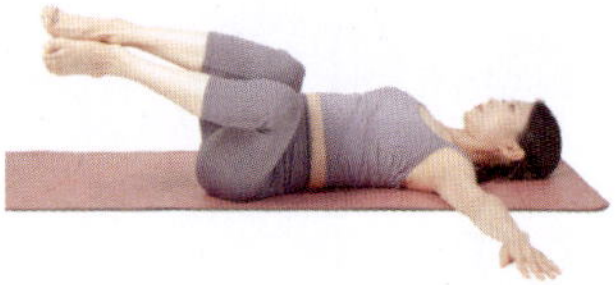

1 仰卧，双手张开，掌心贴地。屈膝，双脚并拢抬高，离开地面，保持身体核心稳定。

2 双脚向右侧旋转，左侧腰、臀部微微转动。

3 回到起始位置，换边重复上述动作，左右交替进行，保持自然呼吸。若扭转时感觉后背、脊柱不舒服，可垫块毛巾，减轻不适感。**产后3个月可以做这个动作。**

腹直肌分离修复，紧致腹部肌肉

扫一扫，听音频

了解腹直肌分离，重塑“8 块腹肌”

腹直肌就是日常所说的“8 块腹肌”。腹直肌分离指女性在怀孕及分娩的过程中，子宫增大将腹直肌拉长，双侧腹直肌从腹白线的位置向两侧分开的现象。产后部分腹直肌因过度拉伸无法自主恢复会导致腹部脏器移位、腰背部疼痛、大肚腩等。此外，由于女性的生理特点，脂肪很容易囤积在腹部形成内脏型肥胖。内脏型肥胖会使内脏功能受阻，调节血糖的胰岛素功能减退，从而增加患糖尿病、高血压、心肌梗死等疾病的风险。因此要及时修复分离的腹直肌。

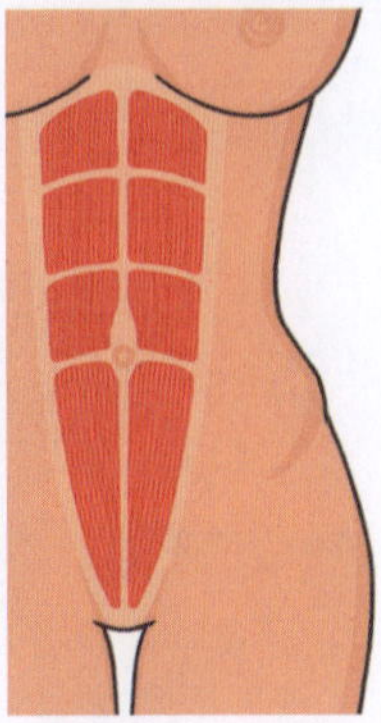

怀孕前：
紧实的腹直肌

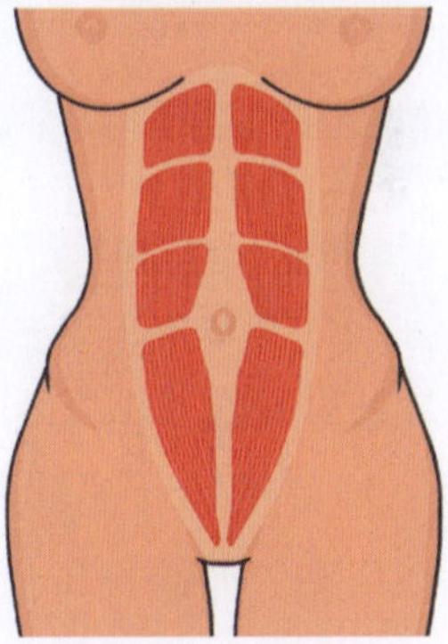

生产后：
腹直肌筋膜被拉开，变得松弛分离

如何判断有没有腹直肌分离

有没有腹直肌分离，在家里就可做初步判断。方法如下。

- ☑ 仰卧，两腿弯曲，露出腹部。
- ☑ 头肩微微抬高，将右手放在肚脐上方，指尖下压。
- ☑ 头肩抬高时，会感觉到腹部肌肉向中间收缩。如果肌肉收缩时，有 2 根手指以上的空隙，就是腹直肌分离了。如果没有挤压感，就试着把手指向两侧移动，找到紧张的肌肉，再感受。

结果判断

1指以内	正常
1~2指	需采取措施恢复腹直肌
2~3指	需通过运动改善
3指以上	需去医院检查，配合医生进行治疗

产后42天是恢复腹直肌的黄金期

月子期是身体恢复的重要时期，此时子宫尚处于恢复中，腹直肌也处于恢复状态，无须特殊处理。待到产后42天做检查时，如果诊断有腹直肌分离，则是开始进行腹直肌恢复的好时期。有些女性由于各种原因没有做产后42天检查，也没有做产后康复，想去做腹直肌恢复时可能已经生完孩子三五年了，需要付出更多的时间和精力。但是只要下决心做腹直肌恢复，无论何时都不晚。

7个动作，修复腹直肌

扫一扫，看视频

腹式呼吸

时间： 5~10分钟。

功效： 腹式呼吸有助于改善产后腹部膨大，修复分离的腹直肌，激活腹横肌。

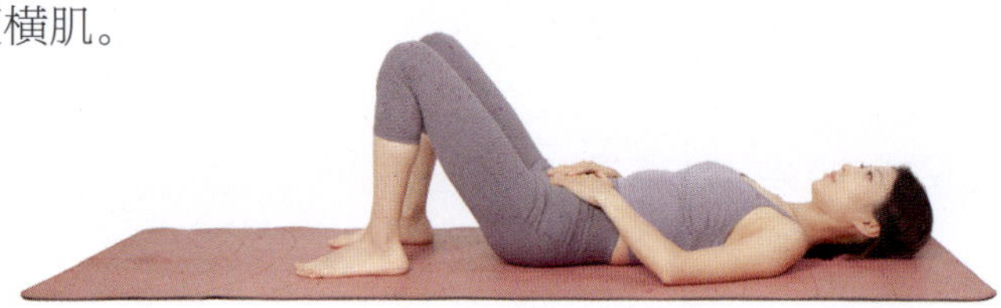

方法：

1. 仰卧位，自然屈膝，将双手放到腹部的左右两侧。

2. 鼻子吸气，感受腹部的前后左右像气球一样均匀地吹起，彼此远离；慢慢呼气时感受前后左右向肚脐（气球中心）方向靠近。感受吸气时后腰向后向下及手掌向外的力量，呼气时用手掌感受气息由四面八方向肚脐靠拢的状态。

3. 最后用手指按揉腹部及腹部周围的肌肉，感受腹横肌微微变硬的状态。

月子期就可以开始做这个动作。

仰卧抬腿

次数： 10 次为一组，每天 3 组。

功效： 收紧腹部。

扫一扫，看视频

方法： 仰卧在垫子上，左腿向上抬起到和地板垂直，保持3～5秒；左腿下降至和地面呈60度，保持3～5秒；左腿下降至和地面呈30度，保持5～8秒。换另一侧重复动作。**产后14天可以做这个动作。**

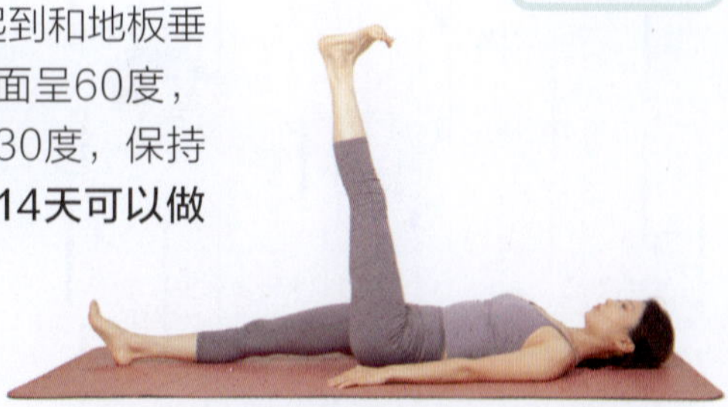

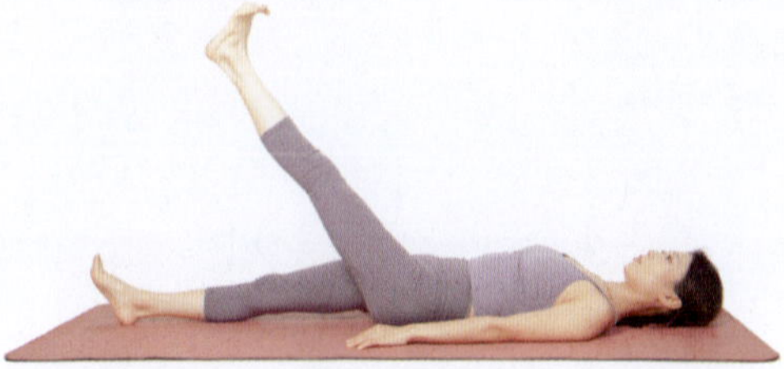

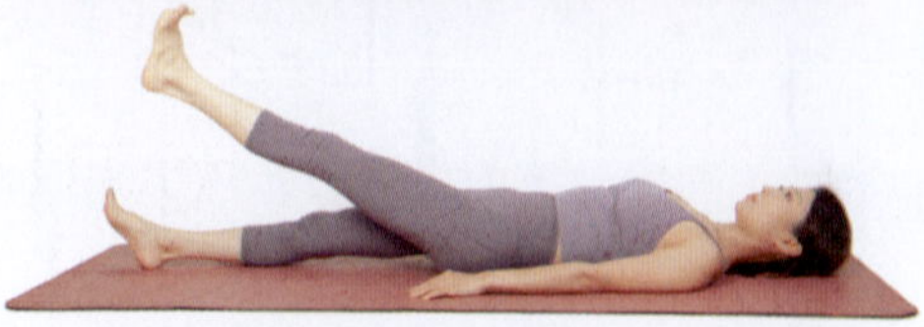

臀桥

次数： 10 次一组，每天 3 组。

功效： 增强核心肌力，改善腹直肌分离。

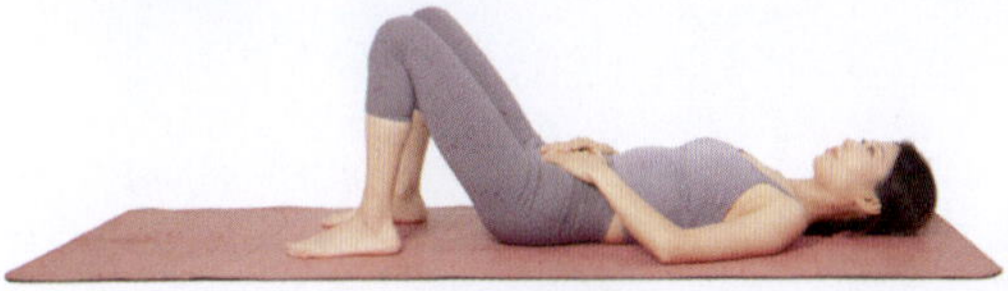

1 仰卧，双腿弯曲，双脚踩实地面，双手平放在身体两侧。

2 脚后跟抬起，臀部发力抬至空中，使膝盖、躯干、头部呈一条直线。

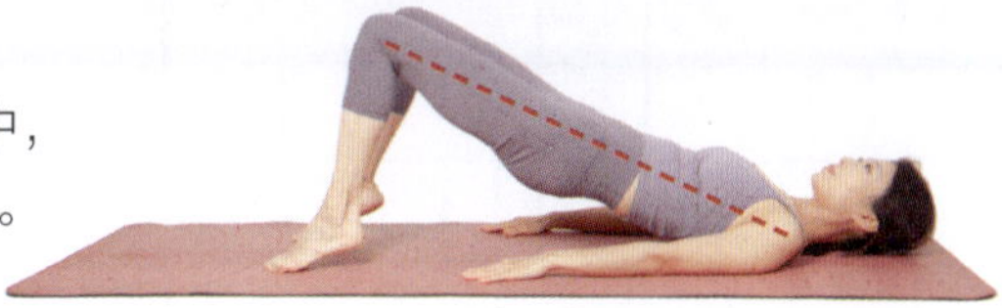

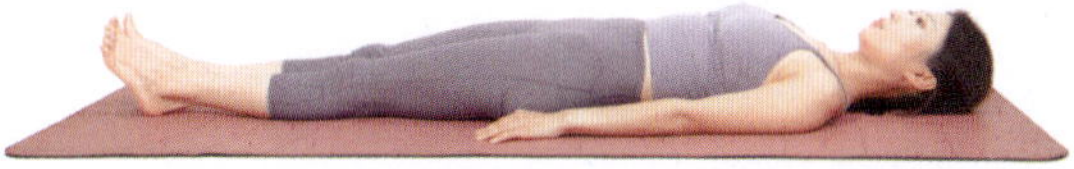

3 保持几秒钟，慢慢回到仰卧平躺位置。

恶露排干净后（一般是产后4～6周）可以做这个动作。

四足位抬膝

次数：重复 15 次。

功效：帮助改善腹直肌分离，加强核心力量。

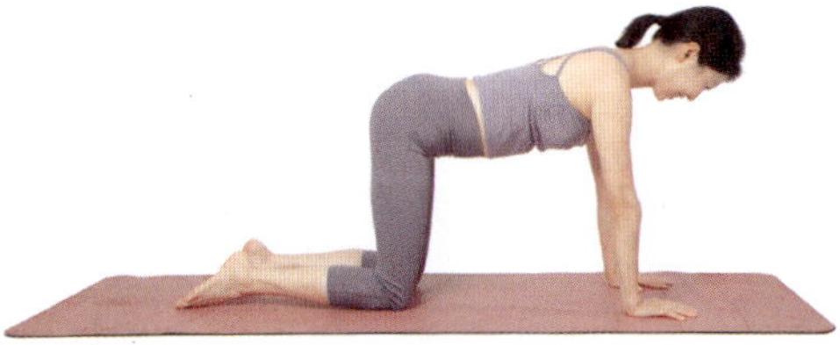

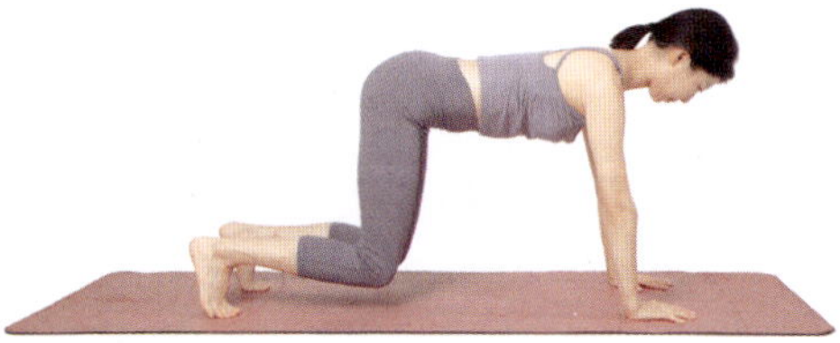

1 四足位准备，配合腹式呼吸（参见第 116 页）。

2 吸气时不动，呼气时双膝同时向上离地 3 厘米。大腿和躯干保持 90 度。**产后 42 天可以做这个动作。**

俯身折合摸脚

次数：重复 15 次。

功效：帮助改善腹直肌分离，加强核心力量。

1 保持俯身平板支撑（参见第 119 页）的姿势。

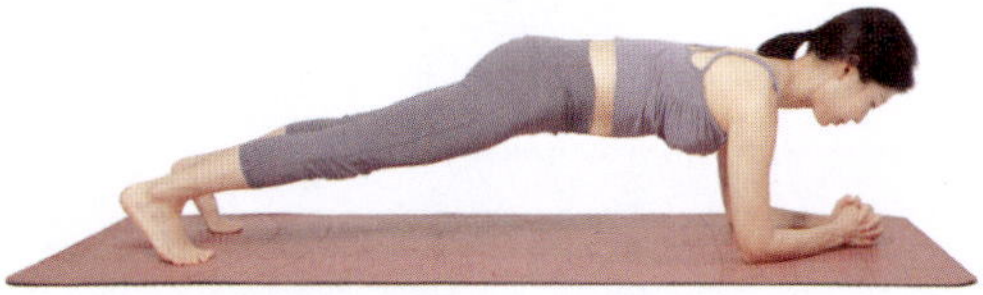

2 收紧腹部，呼气，将身体折合在一起。

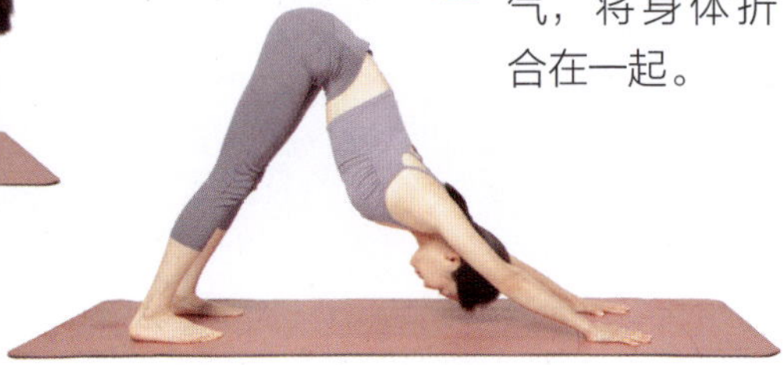

温馨提醒

腰部要保持挺直，不要弓腰。

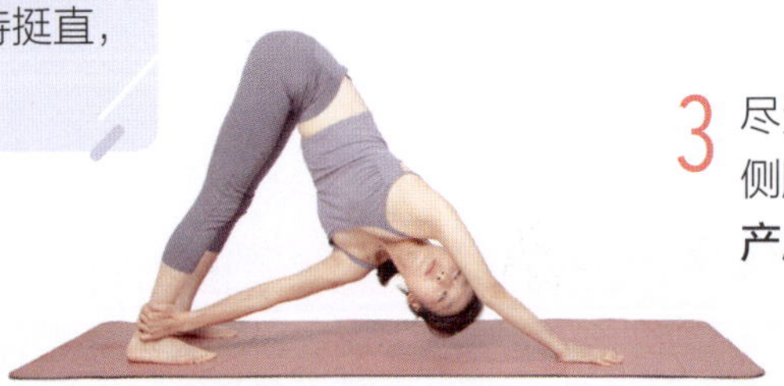

3 尽量将一只手伸向脚尖，摸对侧脚，然后换另一侧重复动作。**产后 42 天可以做这个动作。**

平板支撑

次数：每天2～3次。

功效：增强核心肌力，改善腹直肌分离。

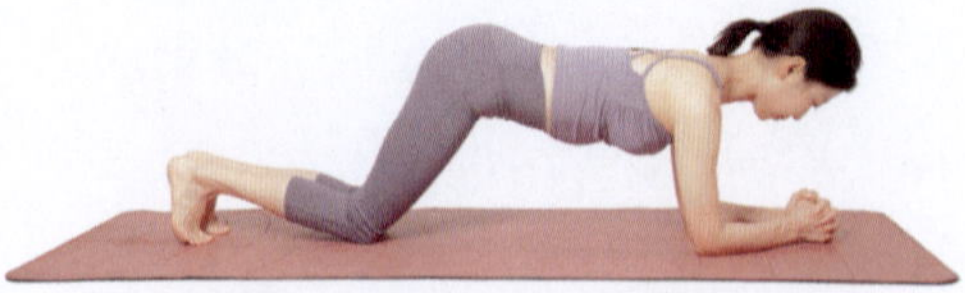

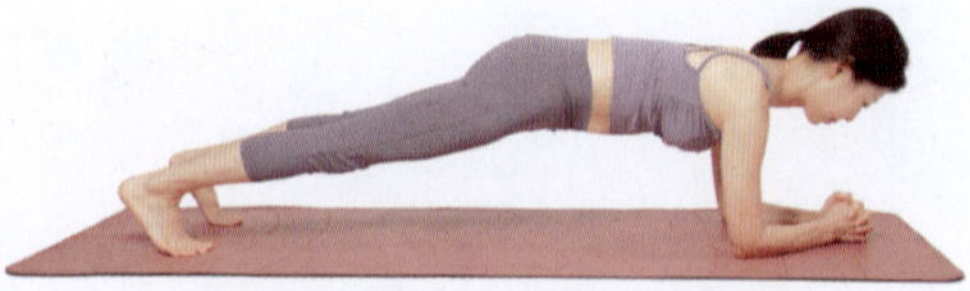

1 前臂撑地，肘关节与肩关节垂直，膝关节撑地，使上身平行于地面，保持1分钟。

2 如力量允许，可将膝关节抬起，做完全平板支撑。动作保持时间可逐渐延长。
产后42天可以做这个动作。

腹部拉伸

次数：重复20次。

功效：增强核心力量。

1 俯卧在垫子上，双手放在身体的两侧，两腿与髋同宽。

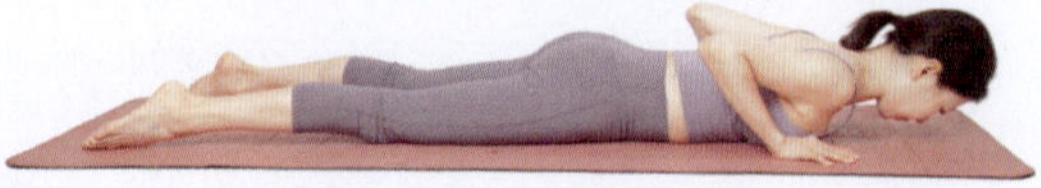

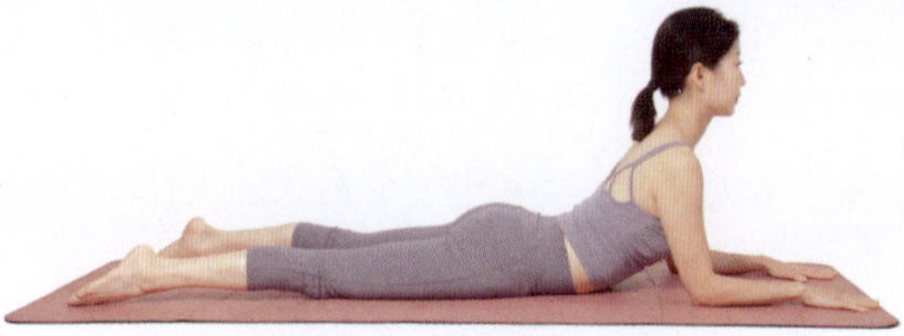

2 用手臂撑起上半身，腿部尽量贴紧地面。

3 手臂挺直，头部向上抬，肩部往下，尽量感受腹部被拉伸的感觉。
产后42天可以做这个动作。

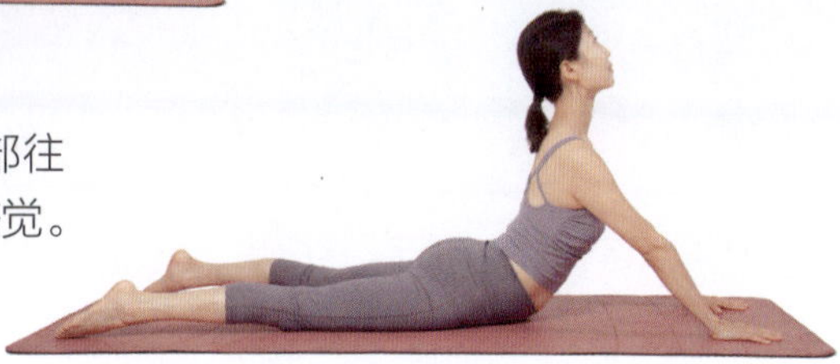

注意事项

臀部用力，而非腰部用力，保持动作的流畅性和稳定性。

专题

母婴健康互助学习直播间

扫一扫，听音频

我是顺产妈妈，想恢复身材，能不能适当节食？

医生答： 能否通过适当节食减肥，要根据你处于产后哪一个阶段来判断。如果是月子期，身体的各项功能正处于恢复阶段，需要充足的热量和营养供应，不建议节食；如果已经过了月子期但仍在哺乳，为了宝宝有足量且营养丰富的奶水，也不建议节食。如果想通过节食尽快瘦身，可以在宝宝吃辅食后量力而行。

网上说哺乳 1 天相当于快走 2 千米，是真的吗？

医生答： 有一定道理。研究发现，妈妈给宝宝每喂奶100毫升，就会消耗60～70千卡的热量。满月后的宝宝每天大约需要600毫升的乳汁，那么妈妈每天喂奶所消耗的热量相当于走路2小时，或跑步1小时，或做家务2小时。随着宝宝长大，所需乳汁量也越来越多，这样分泌乳汁消耗的热量也越来越多。所以，哺乳是省力、省心又健康的减肥方式。

我是顺产妈妈，想快点减腰腹，什么时候可以开始做腹部运动？

医生答： 产后妈妈想尽快减腰腹的心情可以理解，但要循序渐进，以不累、不痛为原则，可做些简单的核心和盆底肌的功能锻炼。产后第 6 周开始可以加入有氧运动和腹部训练，但若出现不适，应终止运动，哺乳妈妈要在哺乳完宝宝后再进行训练。

第六章

产后瘦身塑形，拥有S曲线和美丽

安全燃脂 无器械
有氧运动，在家就能轻松减脂

扫一扫，听音频

原地箭步蹲，增加体力和肌力

次数： 12～16次一组，每天2组。

功效： 锻炼股直肌、股中间肌、股外侧肌、股内侧肌，帮助瘦腿，增加体力和肌力。

扫一扫，看视频

1 身体直立，双手张开，挺直腰背，目视前方。吸气，右脚向前方迈出一大步，左脚跟抬起。也可以将左脚向后撤一大步。

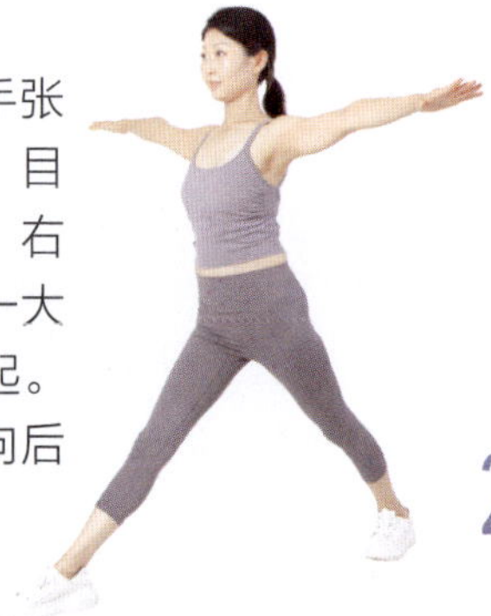

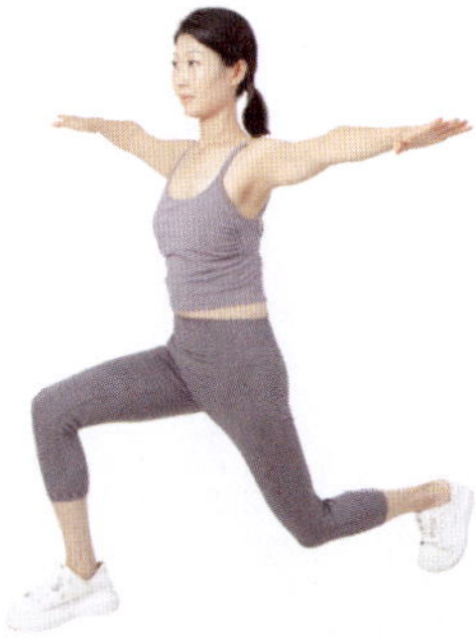

2 下蹲，重心前移，直至左膝快接触地面，小腿平行于地面。抬头挺胸，腰部收紧，呼气，双腿同时发力，站起的同时右腿向后收回，重心后移。

3 熟悉动作以后，可以增加难度，下蹲的同时双手握哑铃上举。**产后42天可以做这个动作，**根据身体情况逐步增加难度。

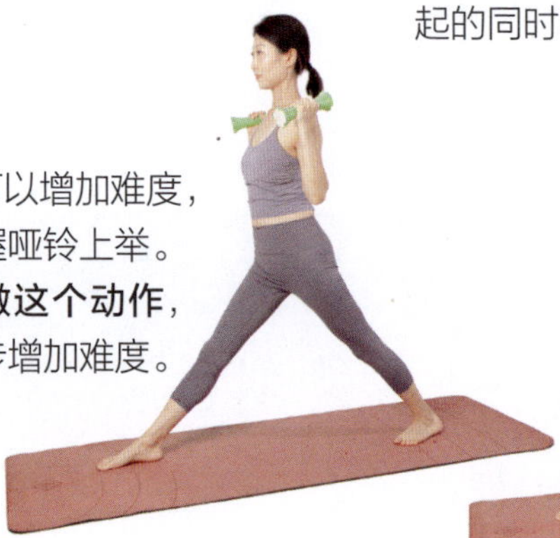

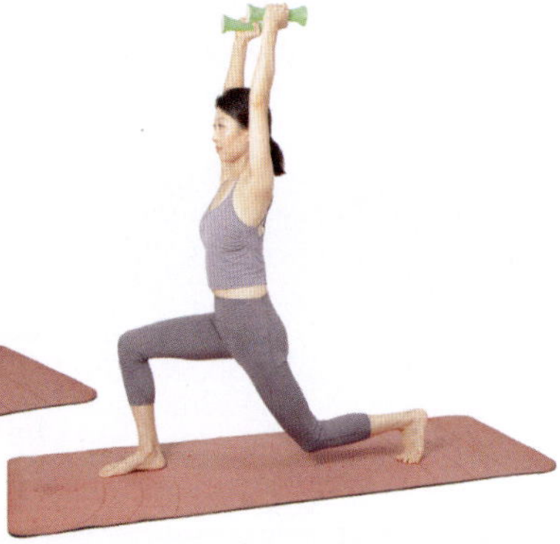

温馨提醒

下蹲时前腿的膝关节不要超过脚尖，身体重心在两腿之间。全程头端立，下巴收起，站起时身体要保持挺直，不要前倾。

深蹲，增强心肺功能、健身塑形

次数： 20 次一组，每天 2 组。

功效： 锻炼股四头肌，增强心肺功能，练出翘臀。

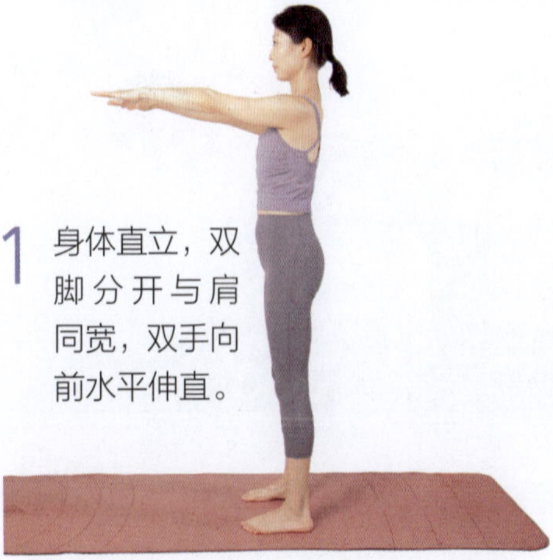

1 身体直立，双脚分开与肩同宽，双手向前水平伸直。

注：膝盖和腰不要有任何的不舒适感，如果有，应立即停止练习。

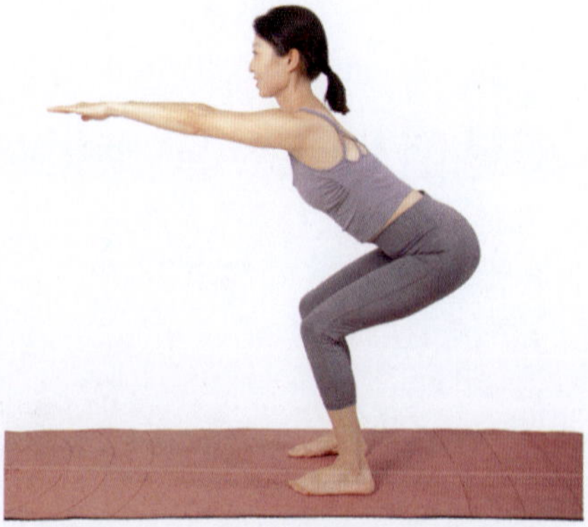

2 屈膝，保持背部挺直，臀部向后坐，身体向下蹲，同时吸气，直至大腿与地面平行，然后起身回到起始位置，同时呼气。

3 动作熟练后，可以做进阶版——双手握哑铃来做同样的动作。**产后 42 天可以做这个动作**，根据身体情况逐步增加难度。

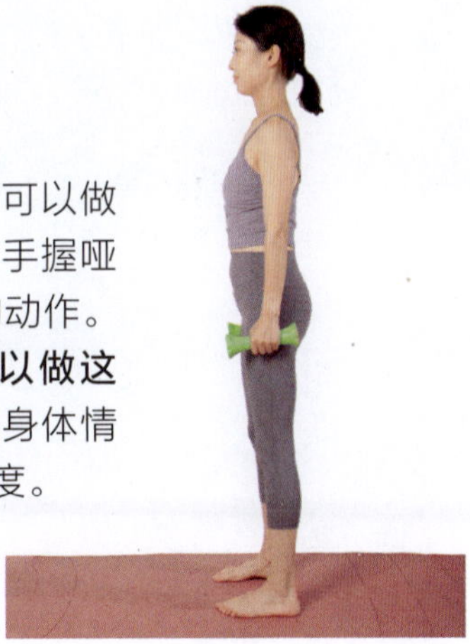

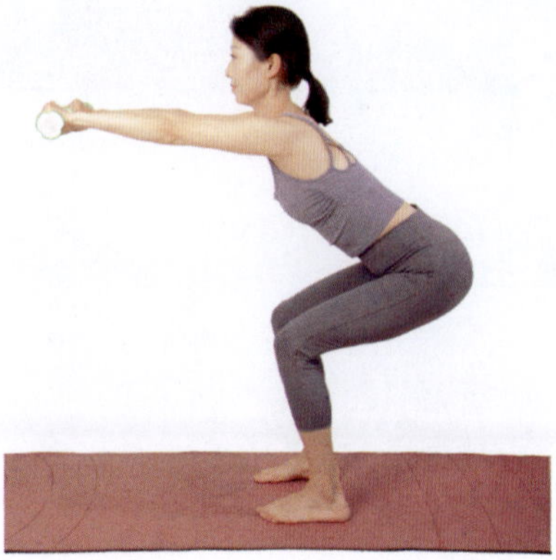

温馨提醒

做这个动作时，要保证膝盖正常打开，不要内扣，膝盖、脚尖方向一致。另外，深蹲时脚跟不要离地，否则会将重心都压在前脚掌上，降低稳定性，增加膝盖和下背部受伤的风险。

虎式平衡，紧致腰背肌肉

次数： 重复做 10 次，最后一次静态保持 8 秒。

功效： 活动脊柱，放松肩颈部，紧致腰背肌肉。

1 跪于垫上，双腿分开与肩同宽，双臂向下伸展，双手撑地，膝关节、髋关节和肩关节均呈 90 度。

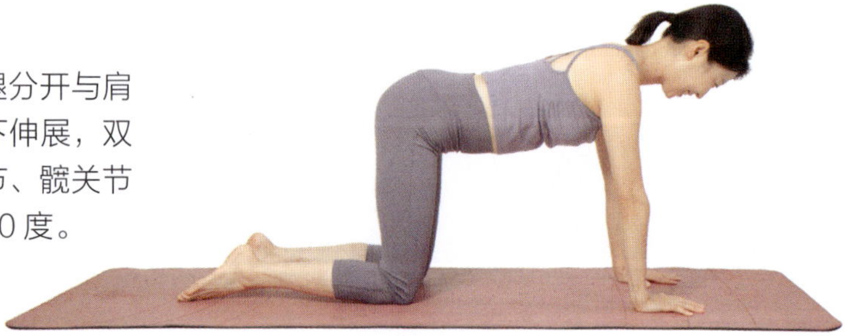

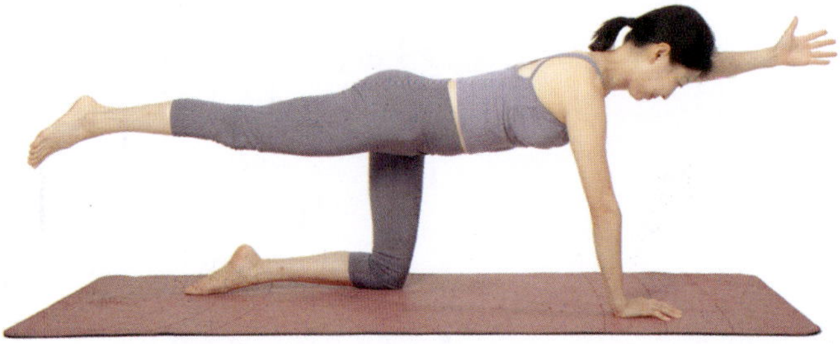

2 身体核心保持稳定，左手向前伸，右腿向后伸，保持 3～5秒。

3 换另一侧，右手向前伸，左腿向后伸，保持3～5秒。两侧交替进行。
产后 42 天可以做这个动作。

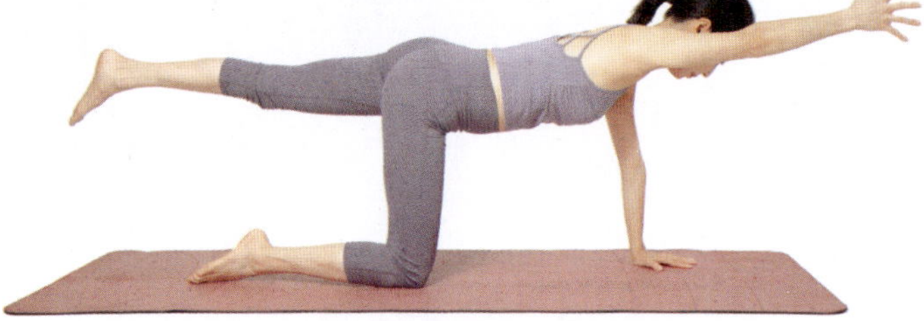

侧板支撑，增强核心力量、高效燃脂

扫一扫，看视频

次数： 10 次为一组，做 2 组。

功效： 锻炼腹内外斜肌。

1 基础版：侧躺，左手臂撑地，手肘位于肩膀正下方，右手叉腰。上半身抬起，左腿弯曲，右腿伸直、平行于地面，保持30～60秒。交换方向再做一次。

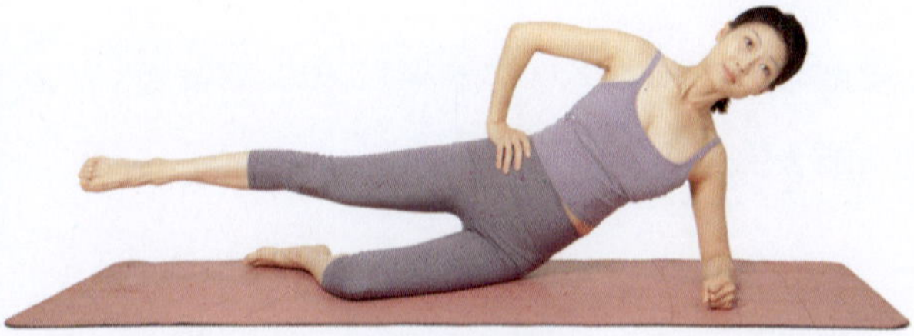

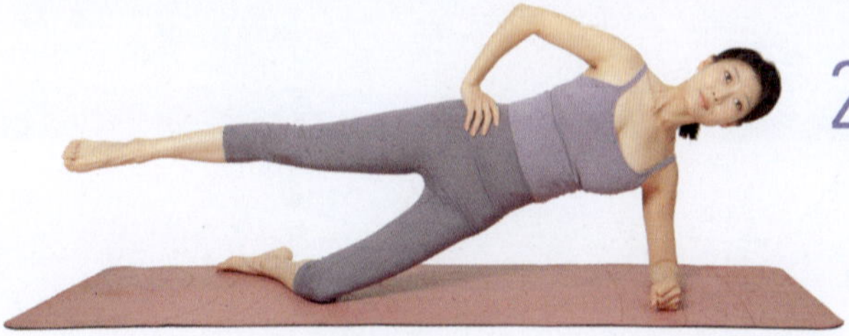

2 进阶版：在基础版的动作上，臀部和大腿离地，保持20～40秒。交换方向再做一次。

3 黄金版：在进阶版的动作上，右手向上方伸直，保持20～30秒。交换方向再做一次。

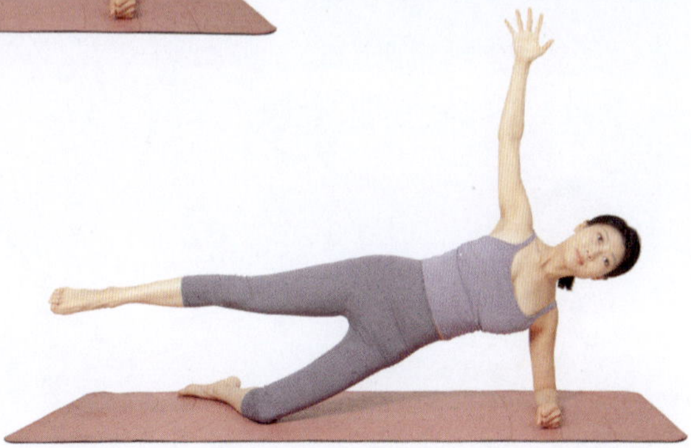

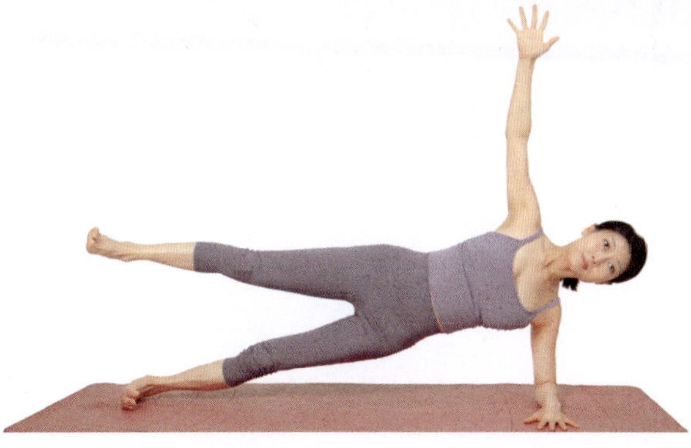

4 大神版：在黄金版的动作上，左腿也伸直，膝盖和小腿离地，保持10～15秒。交换方向再做一次。

产后 42 天可以做这个动作，要根据身体承受能力慢慢增加难度。

颈肩面部训练　紧致肌肤、挺拔上半身，打造气质肩臂

扫一扫，听音频

跟练部位

本小节 5 个动作助力改善面部颈肩问题，帮助矫正体态，提升气质，消除皱纹，缓解肩颈酸痛。注意，练习时保持顺畅呼吸，不要憋气。

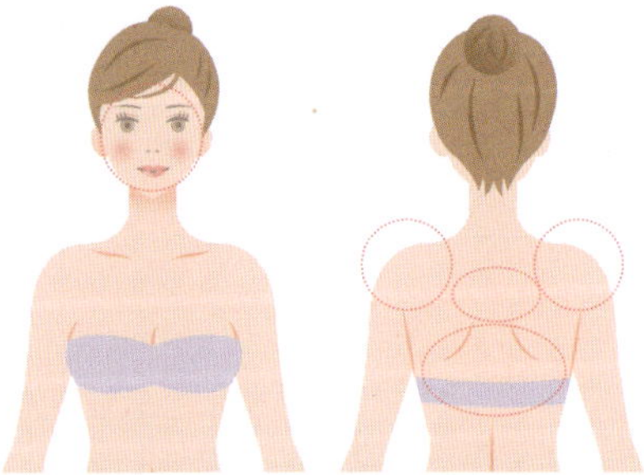

颈部推压，减轻双下巴

次数： 整个动作重复3～5次。

功效： 使颈部变细，瘦脸。

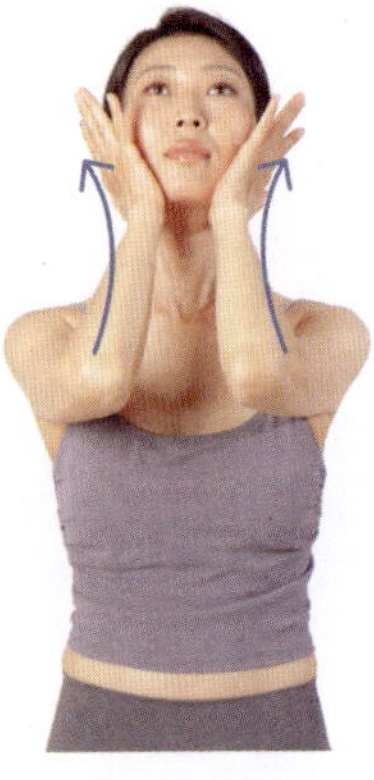

1 取适量颈霜在手掌中揉开，然后用手掌沿着颈部从下往上铺开涂抹。

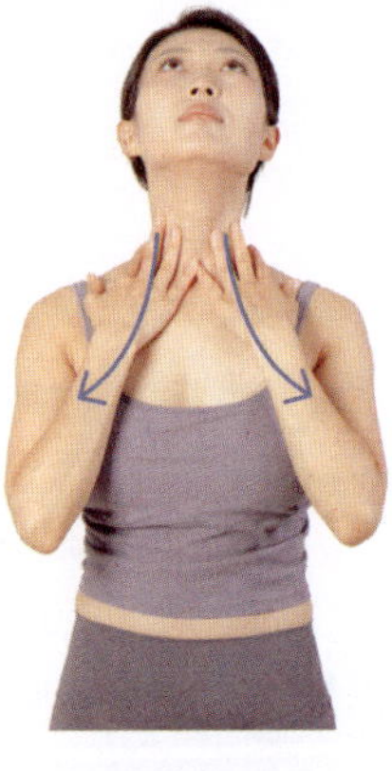

2 四指并拢，用手指从脖子一侧推至耳后并轻压几下，再向下推至锁骨轻压几下。左右两侧分别推 5 次。

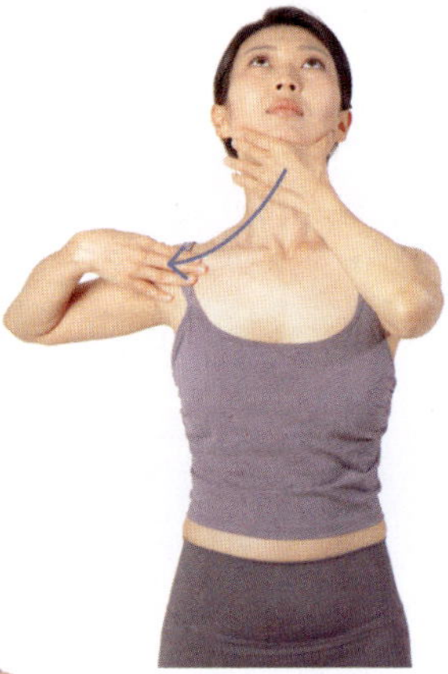

3 用左手虎口托住下巴，然后右手从下巴往颈部推压，双手交替推压 5 次。**产后第 1 周可以做这个动作。**

颈部瑜伽，放松颈肩肌肉

扫一扫，看视频

次数： 每天 5 组。

功效： 放松颈间肌肉，练出“天鹅颈”。

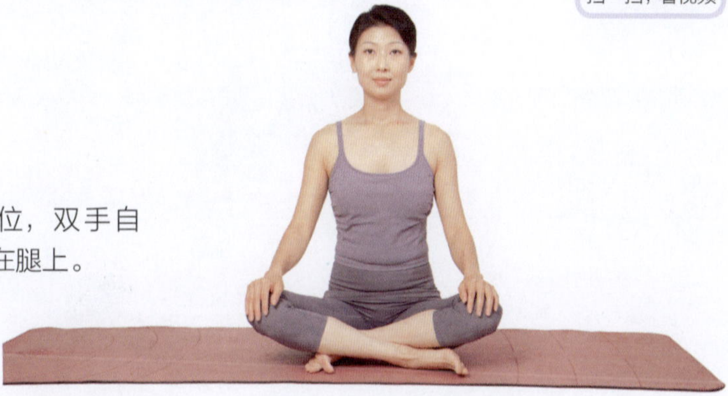

1 取坐位，双手自然放在腿上。

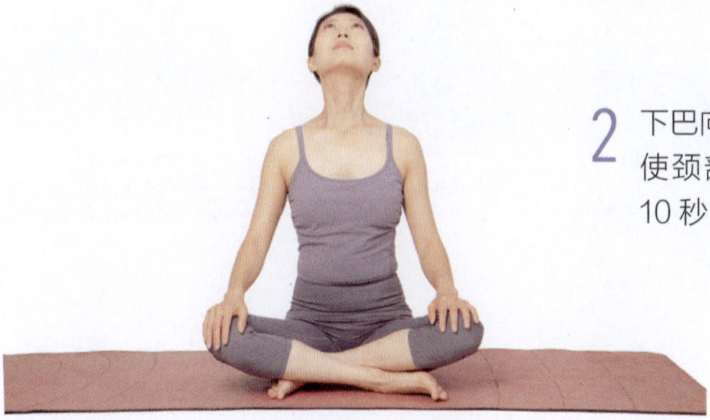

2 下巴向上抬起，带动头部后仰，使颈部伸展至最大限度，坚持 10 秒。

3 低头收下巴，感受颈后部有拉伸感，坚持 10 秒。

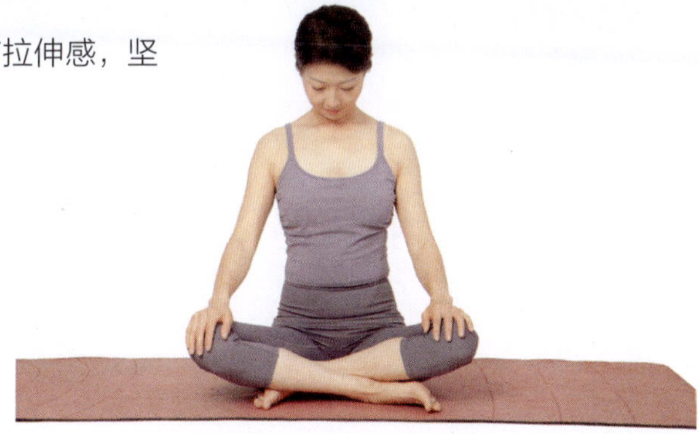

温馨提醒

做动作时要轻缓，转动不可过急，幅度也不可过大，以免颈部受伤。

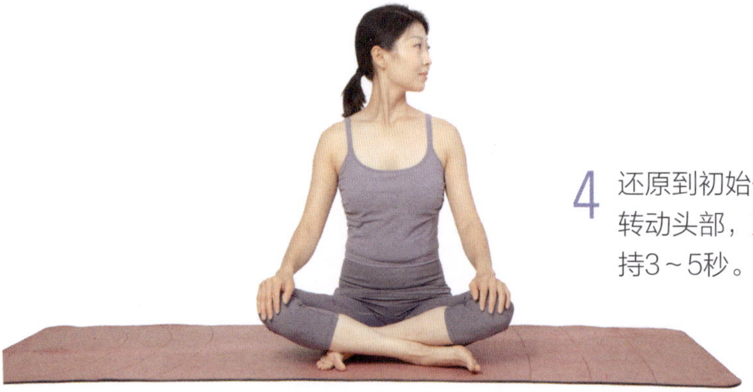

4 还原到初始位置，轻轻向左转动头部，至最大限度，坚持3～5秒。

5 还原到初始位置，然后将头转向右侧，做相同的动作，坚持3～5秒。重复以上动作，此为1组。
产后2周可以做这个动作。

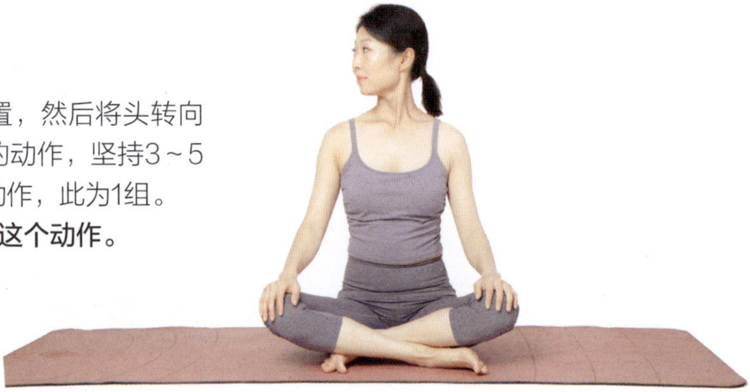

鳄鱼式，伸展颈部肌群

扫一扫，看视频

次数：重复5～10次。

功效：伸展脊椎，促进血液循环，改善高低肩。

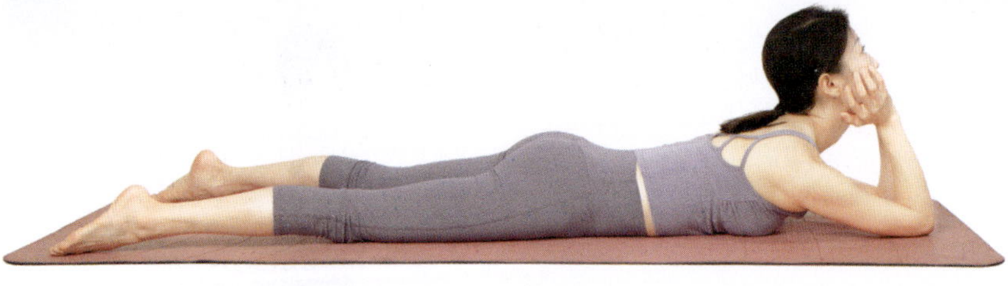

俯卧，大臂支撑地面，手肘与肩同宽，两手掌根相对，托起下巴。每一次吸气，感受胸部慢慢前推、双肩逐渐后展的力。自然呼吸，长久舒适地重复这个练习。
产后 1 个月可以做这个动作。

哑铃操，练走蝴蝶臂

次数： 重复 15 次。

功效： 锻炼肩颈肌肉，赶走蝴蝶臂。

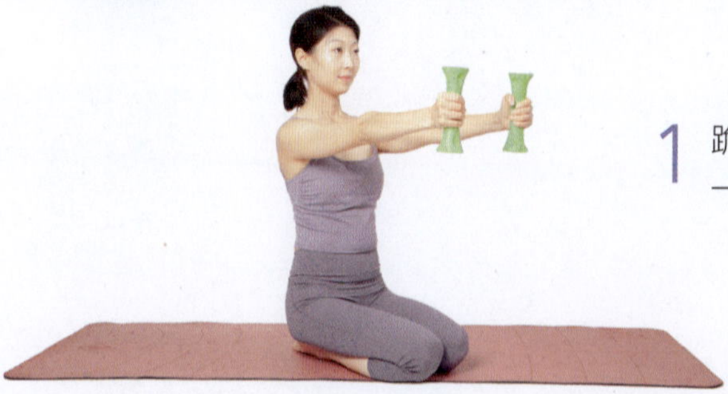

1 跪坐在瑜伽垫上，双手各握一个哑铃，手臂向前平伸。

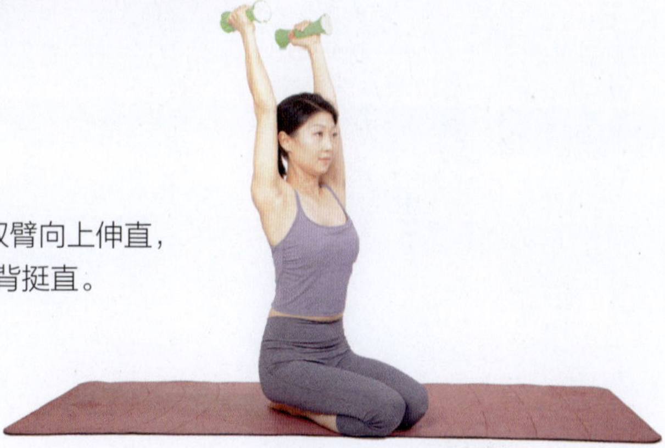

2 吸气，双臂向上伸直，保持后背挺直。

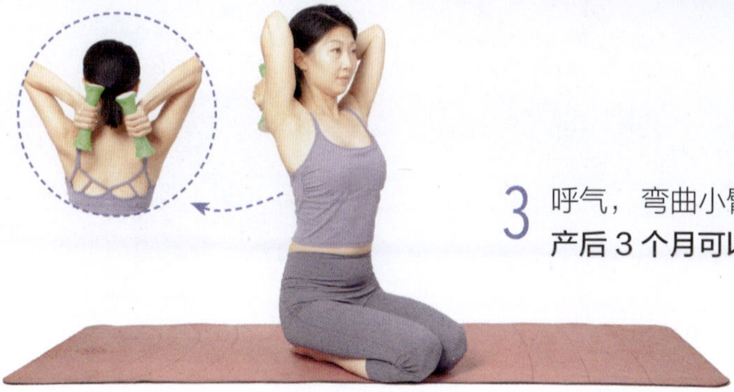

3 呼气，弯曲小臂，向后做出抛的动作。**产后 3 个月可以做这个动作。**

温馨提醒

在练习这个动作时，要始终保持背部挺直和肩膀放松。

肩部绕圈，改善肩膀酸痛、甩掉拜拜肉

次数：10个为一组，建议做2～3组。

功效：改善斜方肌颈后侧肌群的紧张僵硬。

扫一扫，看视频

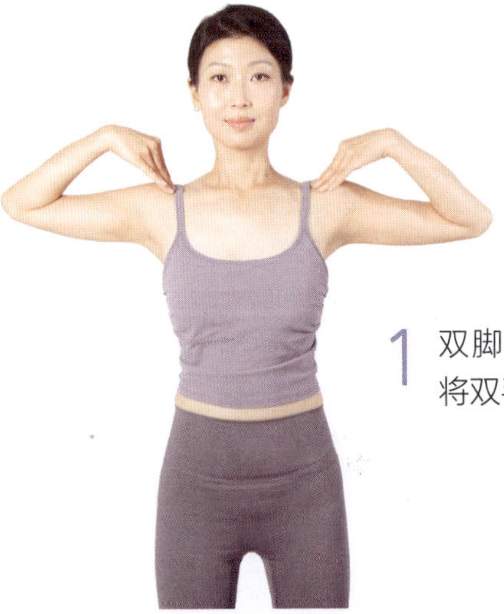

1 双脚分开与肩同宽站立，将双手放在同侧肩膀上。

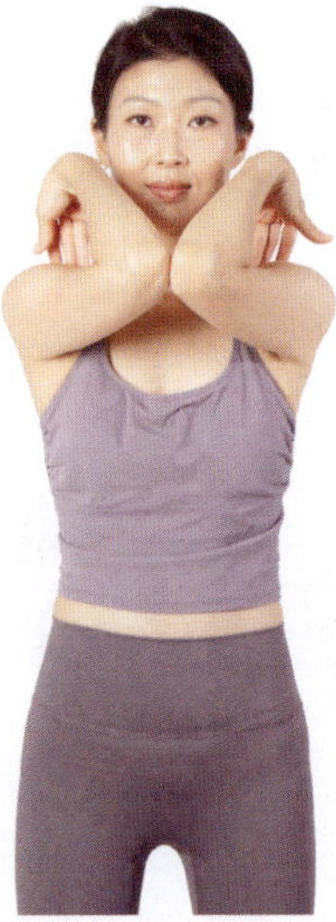

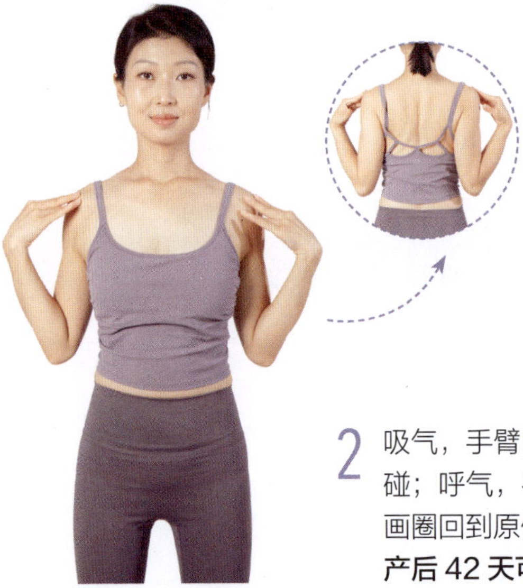

2 吸气，手臂向前、向上画圈，两手背在颈后触碰；呼气，手肘向左右两侧打开，向后、向下画圈回到原位。

产后 42 天可以做这个动作。

胸部训练　不下垂、防副乳

扫一扫，听音频

跟练部位

本小节 8 个动作可以锻炼胸大肌，改善胸部下垂，帮助恢复弹性美胸。注意练习时保持呼吸顺畅，循序渐进，不要操之过急。

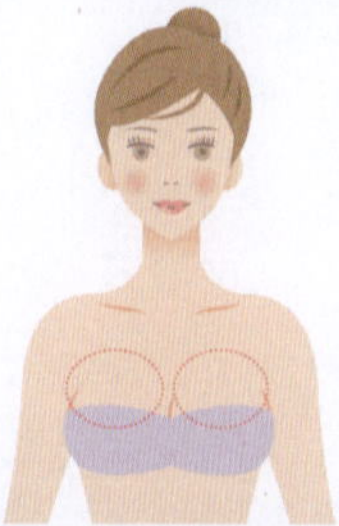

站立丰胸，改善胸部下垂

次数：保持 30 秒，重复做 5 次。

功效：可使胸部紧致、坚挺。

保持站立姿势，两手在背后相扣，抬头挺胸，做拉伸手臂的动作，均匀有序地呼吸。

产后 42 天可以做这个动作。

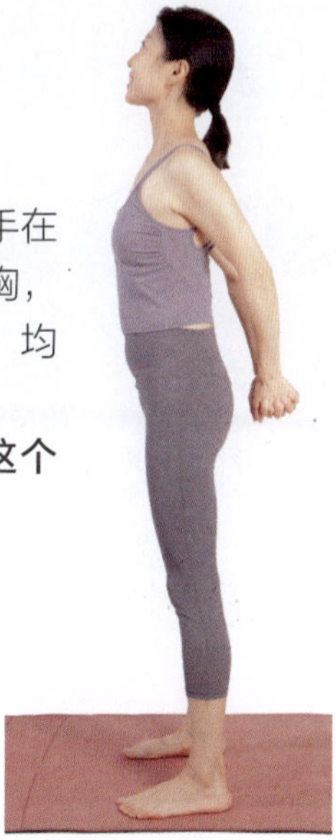

双手向上伸展，提拉胸部

次数：重复做 20 次。

功效：锻炼胸部肌肉，有效预防胸部下垂。

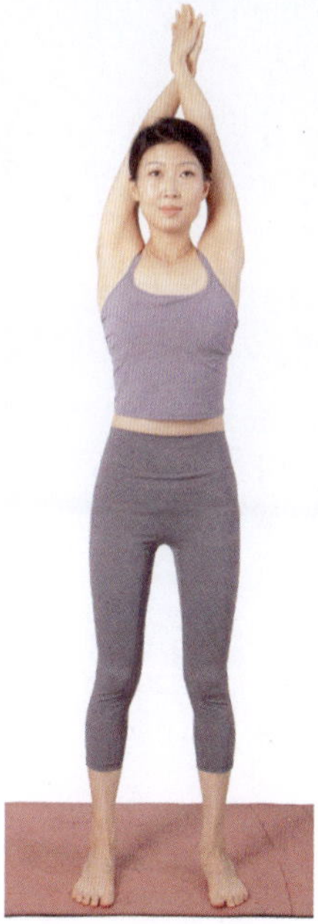

身体直立，双手在头顶上方交叉，坚持 10 秒。

产后 42 天可以做这个动作。

弹力带拉伸，改善含胸驼背

次数： 重复5～8次。

功效： 拉伸胸大肌、胸小肌，改善胸部下垂以及圆肩驼背等不良体态。

扫一扫，看视频

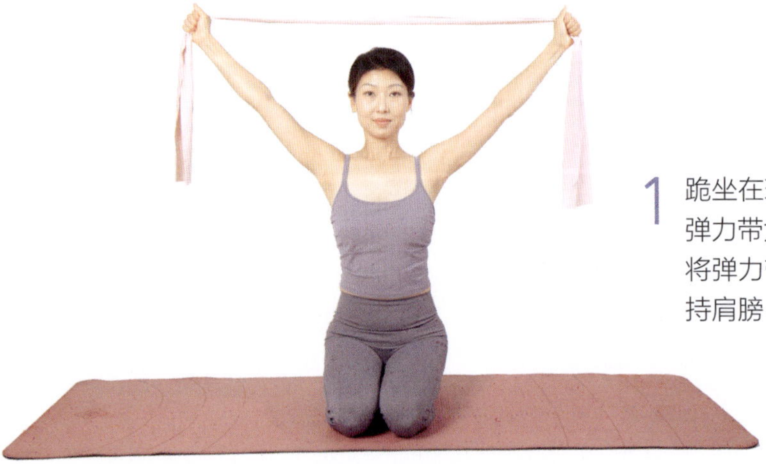

1 跪坐在瑜伽垫上，手握弹力带大概 3 个肩宽，将弹力带举过头顶，保持肩膀、肋骨向下。

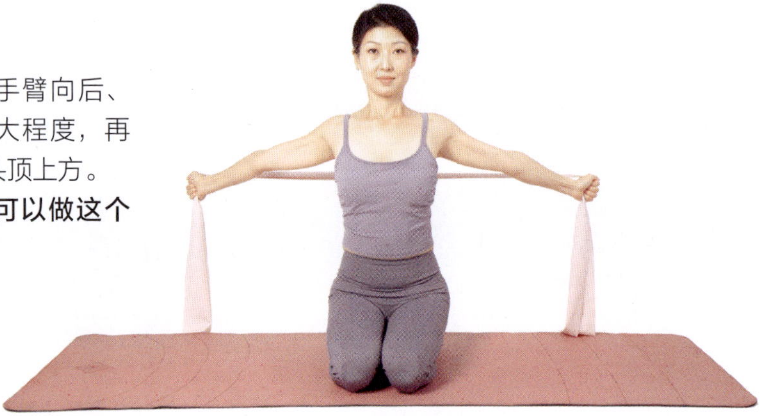

2 肩关节带动手臂向后、向下直到最大程度，再慢慢回正到头顶上方。**产后 3 个月可以做这个动作。**

站姿上举，提拉胸部

次数：重复15~20次。

功效：锻炼胸大肌。

扫一扫，看视频

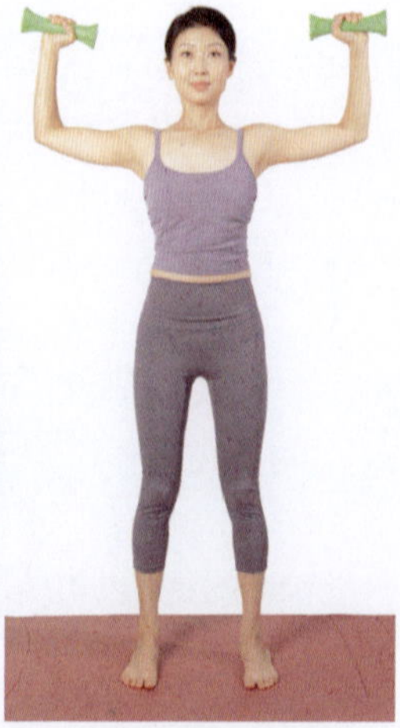

1 站立，双脚自然分开，双手握哑铃放于身体两侧。双臂展开与肩平行，屈肘成直角，肘部放松。

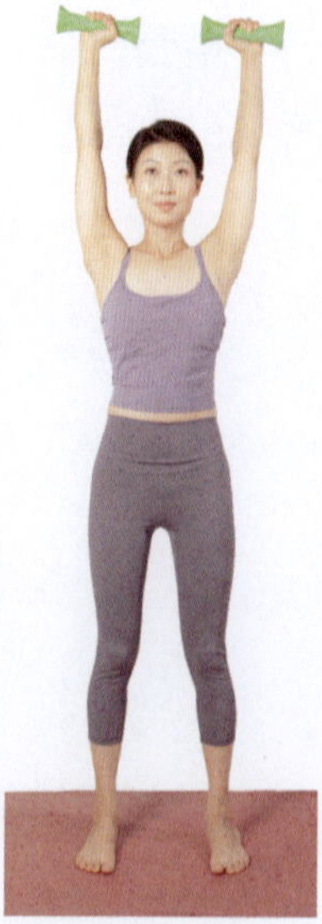

2 吸气时伸直手臂，呼气时肘部弯曲。注意骨盆保持中立位，动作缓慢。**产后42天可以练习这组动作。**

站姿提肘，甩掉副乳

次数：重复15~20次。

功效：锻炼胸部，改善副乳。

扫一扫，看视频

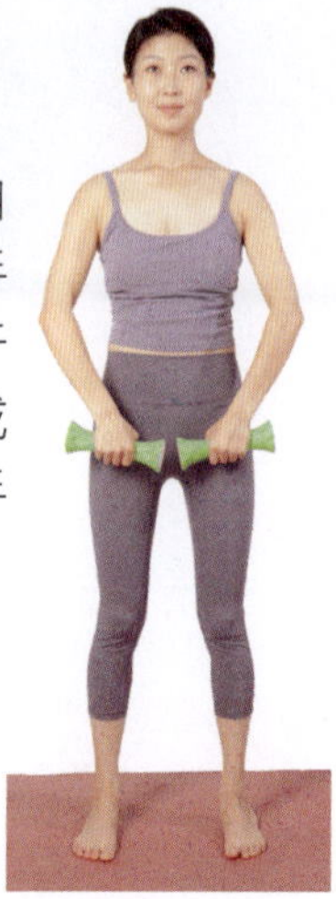

1 站立，双脚自然分开，双手握住哑铃于腹股沟前或身体两侧，手指向内。

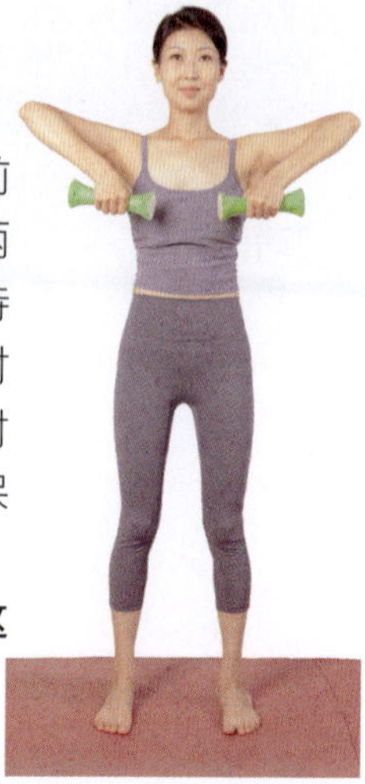

2 吸气时举起哑铃到胸前能达到的最高位置，两侧手肘高于肩部。保持哑铃靠近身体并依靠肘关节举起哑铃。呼气时慢慢下落。注意骨盆保持中立位，动作缓慢。**产后42天可以练习这组动作。**

双手推墙，锻炼胸大肌

次数： 每组 20 次，每天 3 组。

功效： 锻炼胸大肌，提拉胸部肌肉线条。

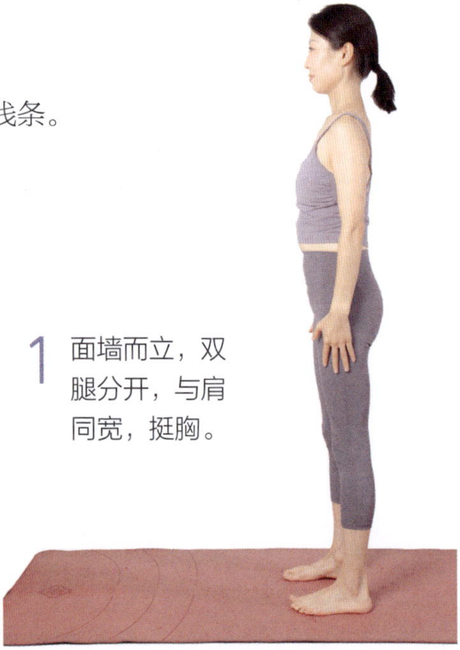

1 面墙而立，双腿分开，与肩同宽，挺胸。

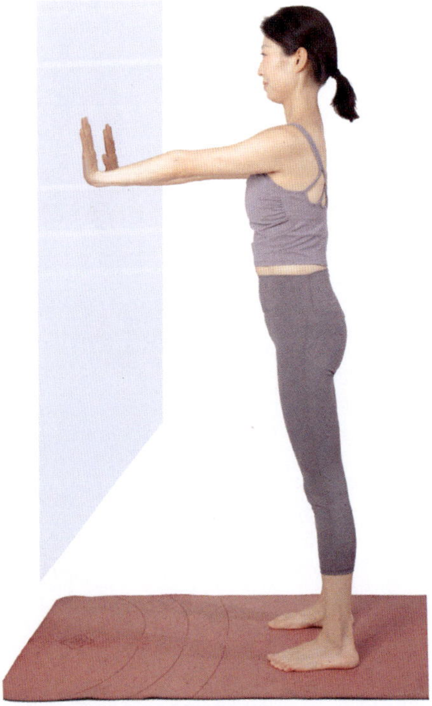

2 双臂伸直且与肩等高，分开五指，将掌心紧贴于墙面。

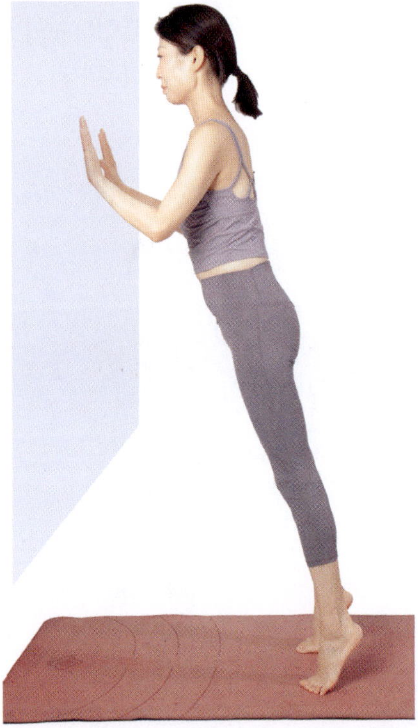

3 身体前倾，手臂弯曲，脚跟抬起，使身体尽量贴近墙面，随后伸直手臂，使身体远离墙面。

产后 42 天可以练习这组动作。

画圈按摩，预防胸部外扩

次数：重复做 10 次。

功效：有效预防胸部外扩。

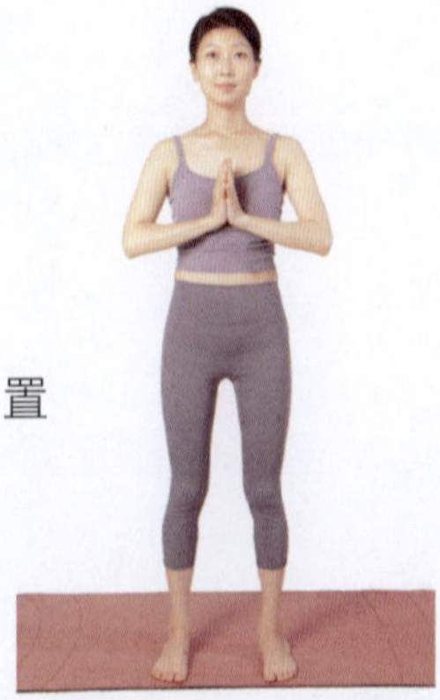

1 手心相对，置于胸前。

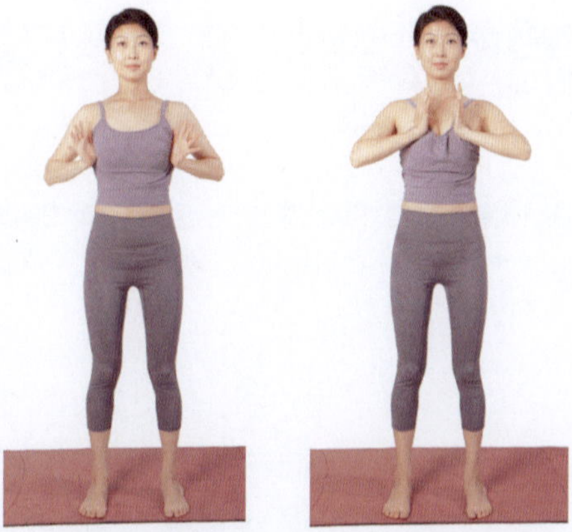

2 双手同时轻按乳房，向外旋推绕乳房画一个圈。

产后 14 天可以练习这组动作。

扩胸运动，改善乳房血液循环

次数：重复该动作5 ~ 10分钟。

功效：促进乳房血液循环。

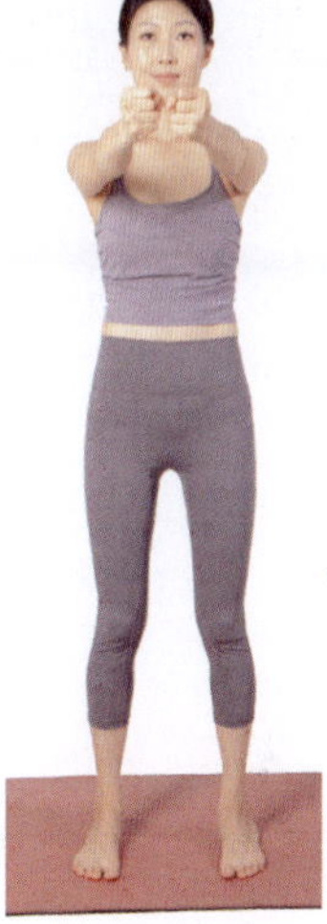

1 站姿，身体挺直，双脚分开与肩同宽，伸直双臂，双手握拳，平举在胸前。

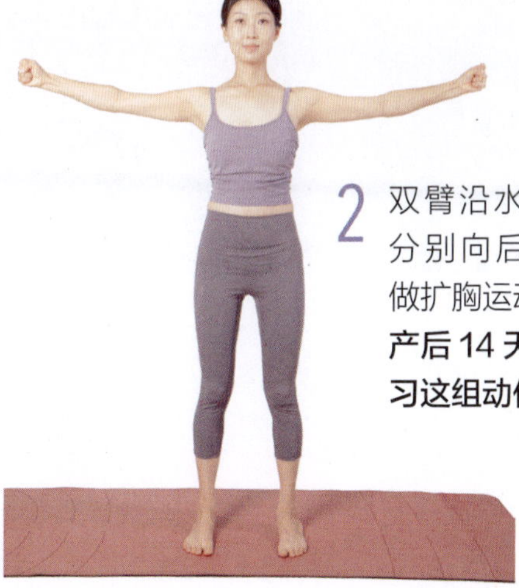

2 双臂沿水平方向分别向后用力，做扩胸运动。

产后 14 天可以练习这组动作。

臀部训练
消除假胯宽，打造 S 曲线

扫一扫，听音频

跟练部位

本节的 4 个动作可以帮助锻炼骨盆肌肉，稳定骨盆，让臀围缩小、臀部肌肉上提，再现 S 曲线。注意练习时要集中注意力，体会身体的感受。

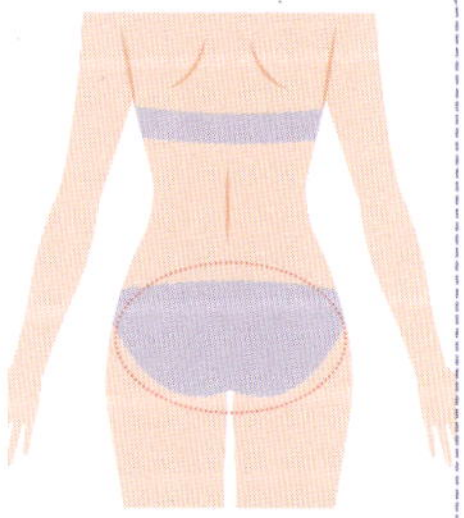

蛙式开合，翘臀、缓解腰痛

扫一扫，看视频

次数：15个为一组，每次2～3组。

功效：锻炼臀部肌群，加强臀部力量。

侧卧，屈膝，头、臀、脚在一条直线上，在保持骨盆中立位稳定的基础上，将上方的膝盖向上、向外打开，大腿外旋，吸气打开、呼气合上。然后换另一侧重复该动作。**产后 14 天可以练习这组动作。**

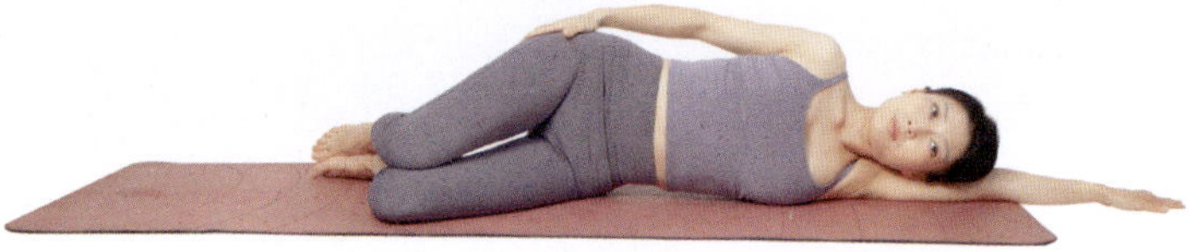

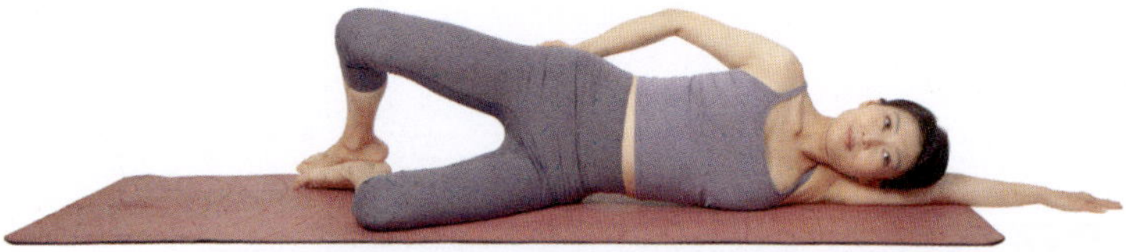

侧卧抬腿，美化臀部线条

次数：10 次为一组，每次 2 组。

功效：加强臀中肌力量，提升髋关节的稳定性，美化臀部线条。

1 左侧卧于垫子上，左手伸直垫在头下，右手放在胸前，将手掌张开，掌心向下用力撑住地面。后脑勺、肩膀、臀部和脚跟应该保持在一个平面上，身体呈一条直线。

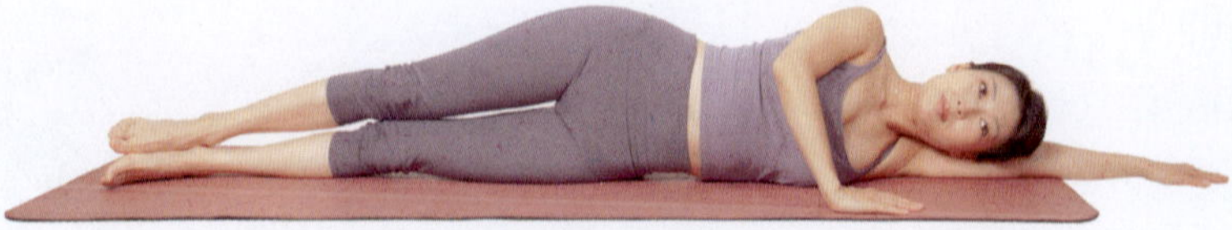

2 保持自然呼吸，放松身体，然后吸气，绷直脚尖，慢慢地向上抬起右腿。注意始终保持髋部垂直于地面。

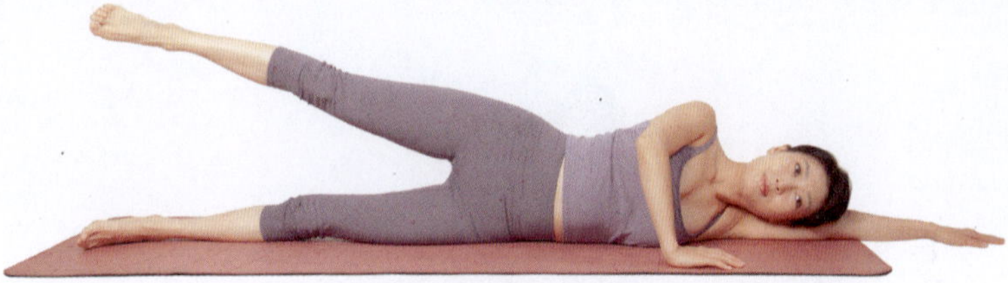

3 呼气，右腿缓慢地向下放，还原，直至与左腿并拢。做完一组后换另一侧重复动作。如此反复，循序渐进。**产后 1 个月可以练习这组动作。**

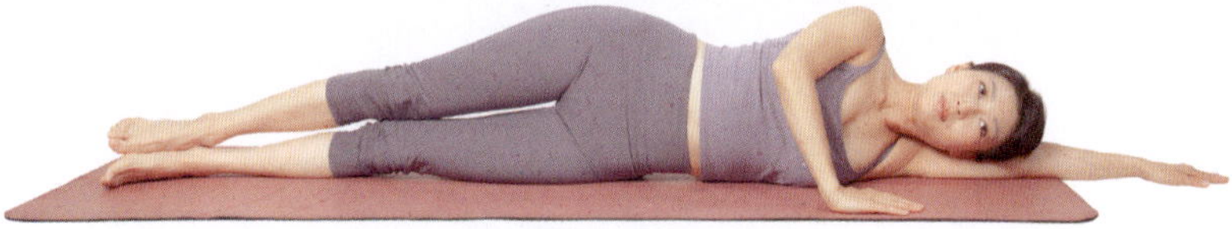

单腿硬拉，改善臀凹陷、提升臀线

次数：15次为一组，每次2～3组。

功效：锻炼臀大肌，提升臀部力量，改善臀凹陷。

1 站立位，一脚后撤，前脚掌点地，重心放在前侧腿，呼气时屈髋屈膝下蹲，吸气时向上站起。

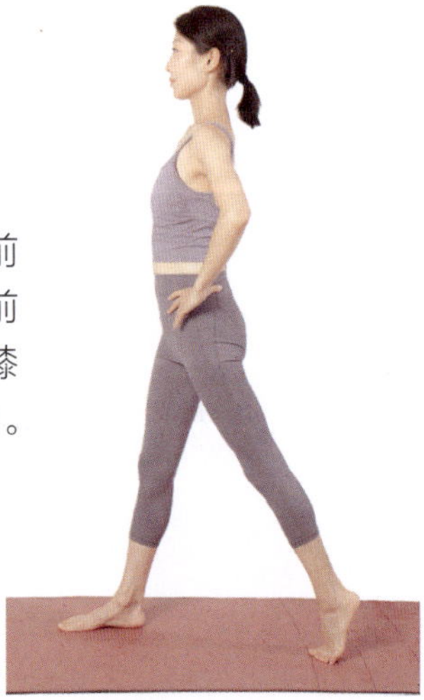

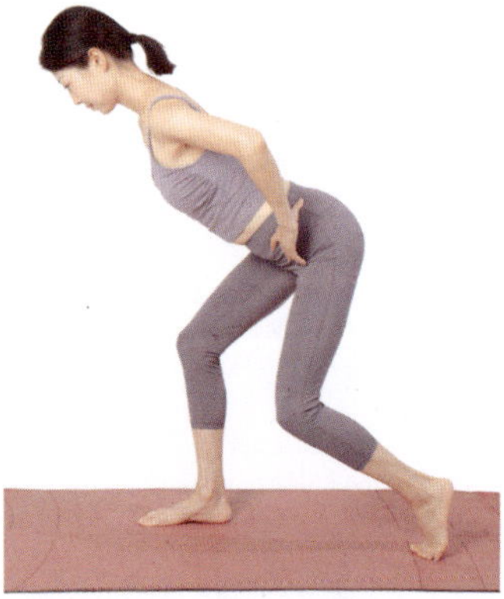

2 站立位，一脚后撤，前脚掌点地，重心放在前侧腿，脚踩弹力带中间、双手握弹力带两端，呼气时屈髋屈膝下蹲，吸气时向上站起。

产后 42 天可以练习这组动作。

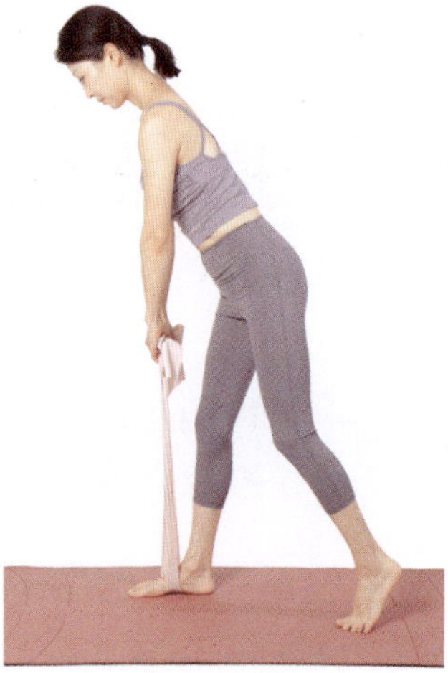

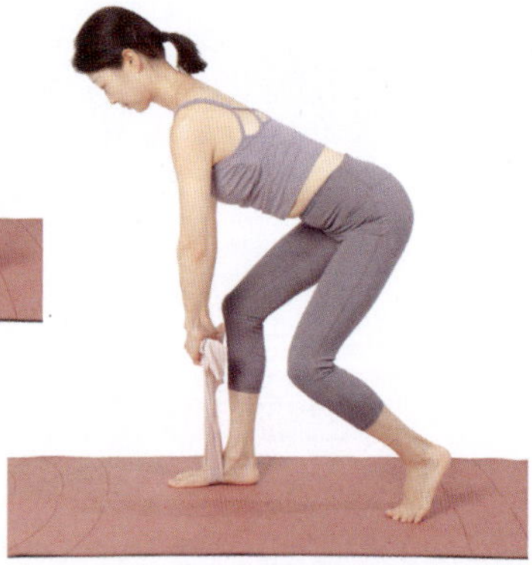

哑铃飞鸟，改善扁平臀部

次数： 10 次为一组，每次 2 组。

功效： 紧致臀部肌肉，改善扁平臀部，打造臀部线条。

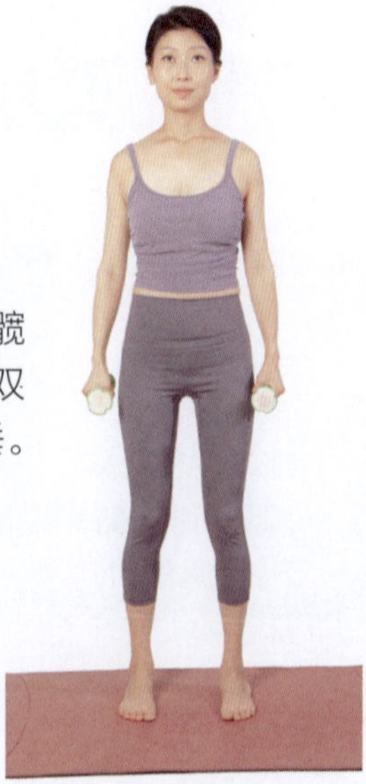

1 自然站立，两脚与髋同宽，挺胸收腹。双手紧握哑铃自然下垂。

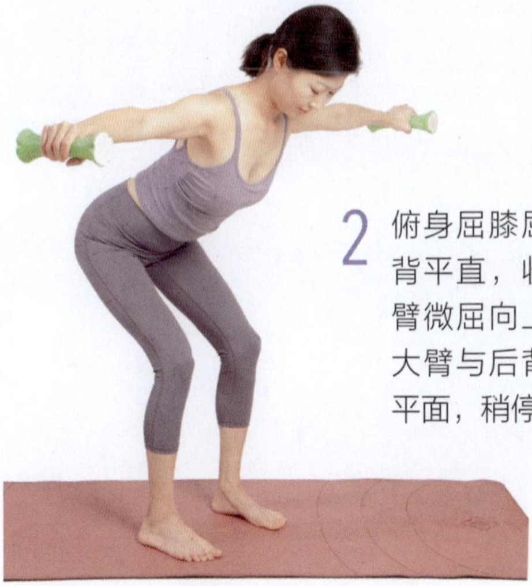

2 俯身屈膝屈髋，保持腰背平直，收紧腹部，双臂微屈向上抬起哑铃，大臂与后背保持在一个平面，稍停留1～2秒。

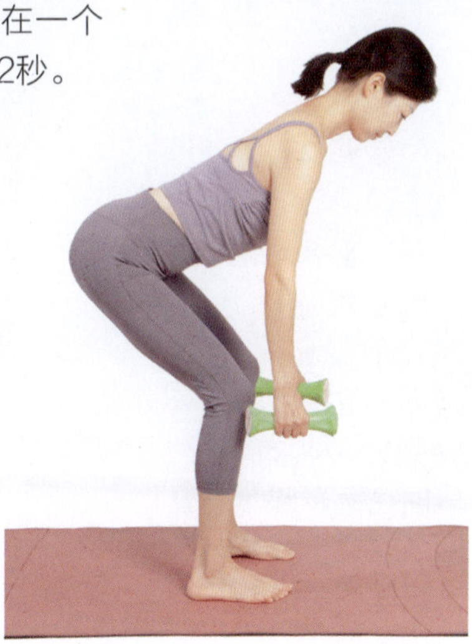

3 控制双臂，缓慢下垂至双膝前，此为一个完整动作。重复做这个动作。**产后 42 天可以练习这组动作。**

温馨提醒

抬臂时要注意调动背部肌群，不要将力量全部放在手臂上。将哑铃向上抬时，也要保持肩部放松，不要耸肩。

背部训练
告别虎背熊腰

扫一扫，听音频

跟练部位

本小节 3 个动作可帮助锻炼背部肌群，重塑背部线条，告别粗壮肩臂和“虎背熊腰”。

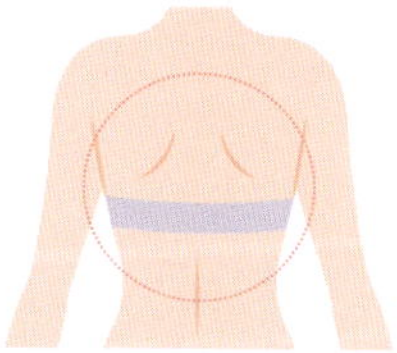

手臂下拉，让背薄一寸

次数: 20 次为一组，每次 3 组。

功效: 放松肩膀，锻炼斜方肌。

1 取站位，收紧腹部挺直腰背，吸气，五指张开，双手向上伸展举过头顶。

2 呼气，肩膀下沉，背部发力带动上臂靠向身体两侧成 W 形状，向内夹紧身体，背部有收缩感。

3 向上还原，感受背部的牵拉感，重复进行。**产后 42 天可以练习这组动作。**

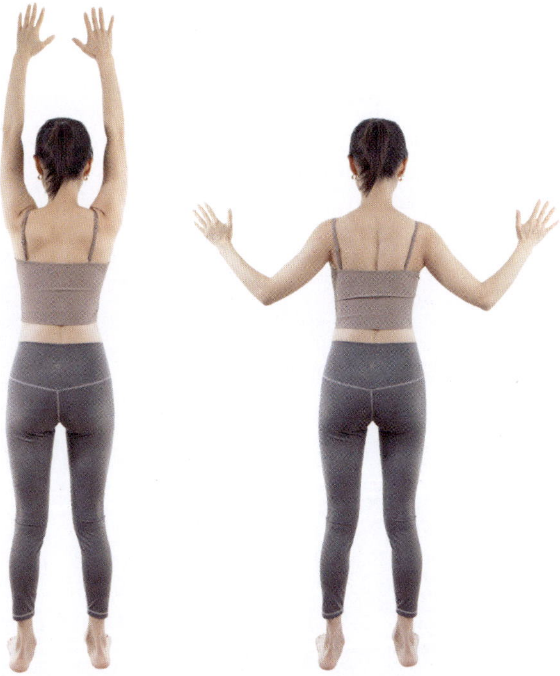

蝗虫式，美化背部线条

次数：15 次为一组，每次 2 组。

功效：锻炼下背部、腘绳肌，美化背部线条，缓解腰酸背痛。

扫一扫，看视频

1 俯卧在垫子上，整个身体完全接触垫子，双手向前伸展开。

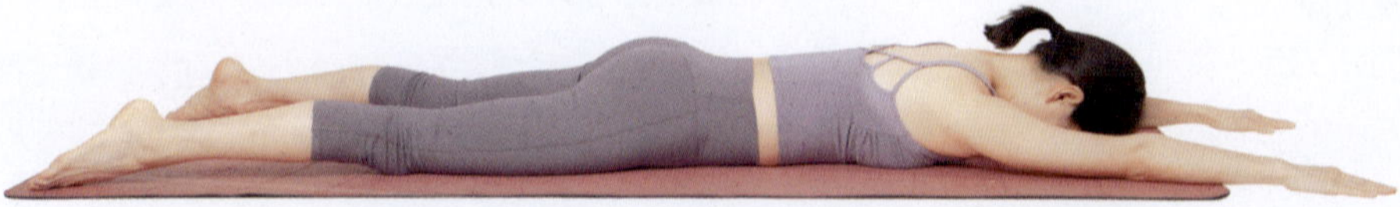

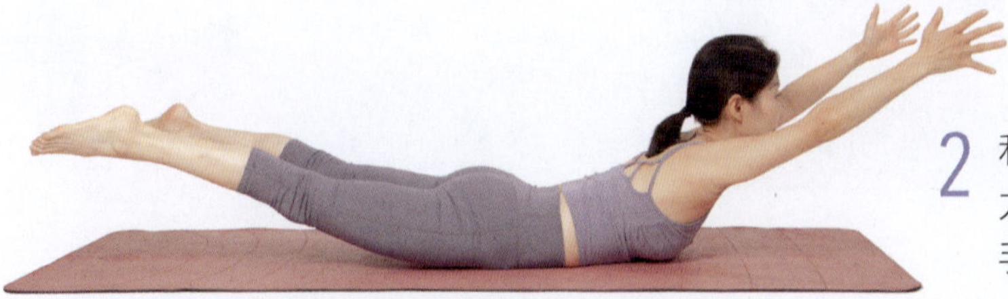

2 利用背部和臀部的力量，将头部、双手和双腿抬离地面。

3 头部、双手、双腿慢慢回到初始位置。如此重复以上动作。

产后 42 天可以练习这组动作。

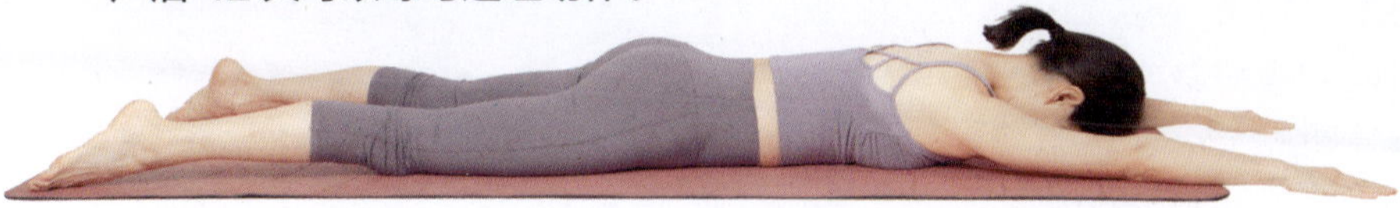

温馨提醒

抬起头时尽量调动背部和腿部肌肉，而不是完全靠颈部力量。恶露未排干净或经期不可以做挤压腹部的动作。

背部拉伸，打造迷人美背

次数: 30 秒为一组，每次 2 组。

功效: 锻炼背阔肌、三角肌，打造迷人美背。

扫一扫，看视频

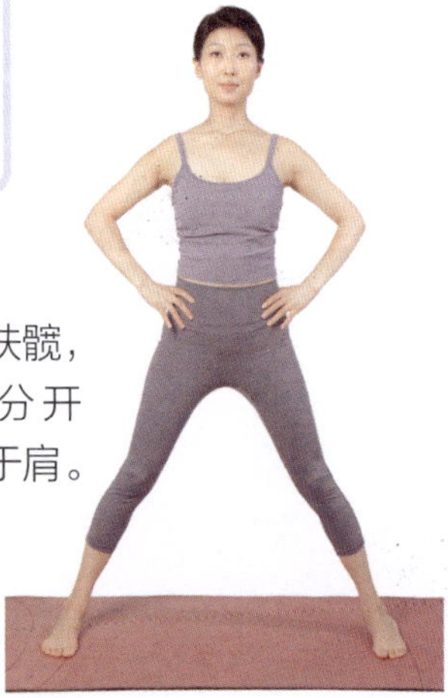

1 双手扶髋，双脚分开略宽于肩。

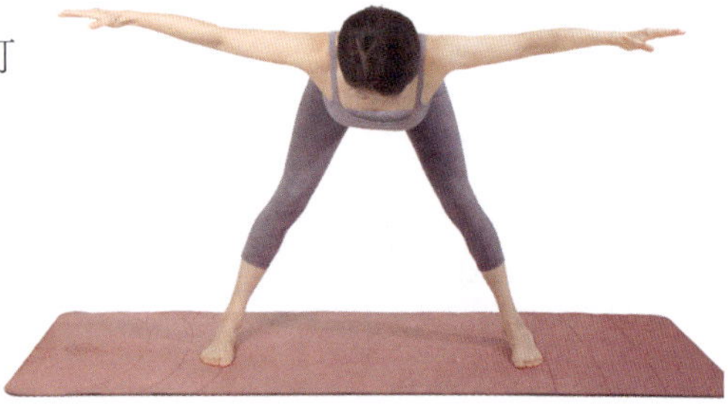

2 吸气，手臂伸直从前向上举过头顶，呼气，收紧腹部，俯身向下折叠身体，慢慢向下的同时手臂向左右两侧展平，保持3～5秒。

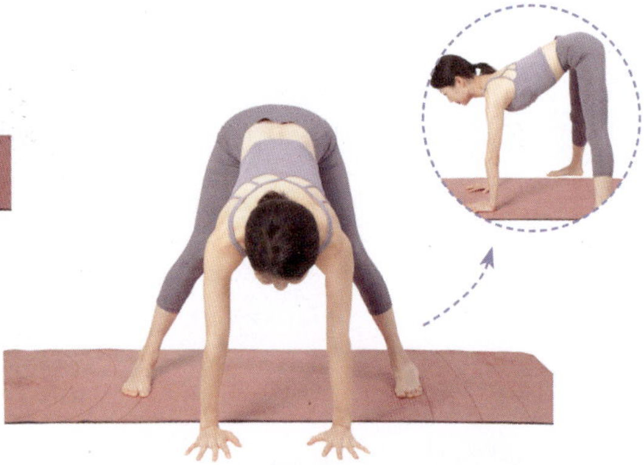

3 呼气，双手向下垂直摸地，保持3～5秒，然后深长地吸气。

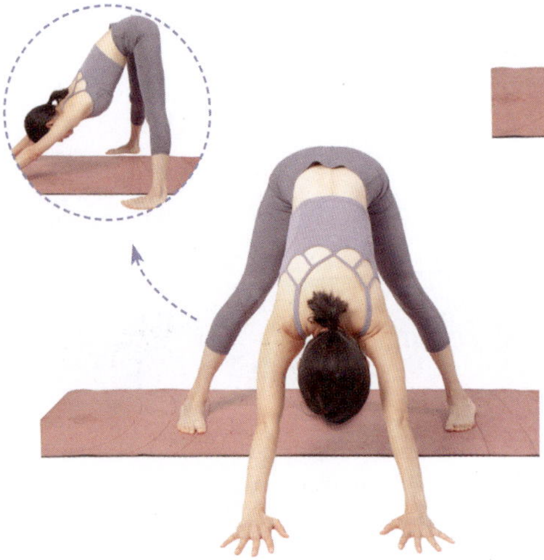

4 呼气，双手向前伸长，手指向下推地，臀部向后、向上推高，拉伸背部，头肩向下。

产后 42 天可以练习这组动作。

温馨提醒

此动作目的在于拉伸背部肌肉，尽量做到最大限度，可根据个人情况控制拉伸程度，避免运动损伤。

运动前后拉伸
减少运动损伤

扫一扫，听音频

上肢拉伸

次数：做完下面动作为一组，每天 3 组。

功效：预防上肢运动损伤。

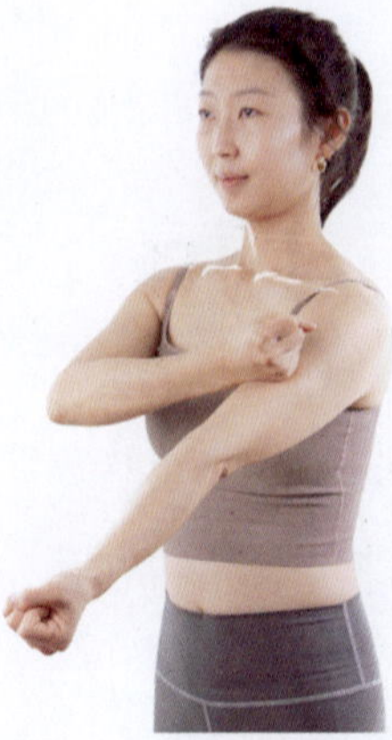

1 叩击双臂

右手握空拳，从左肩的肩峰下方开始向下叩击上臂屈侧和伸侧，重复20～30次。换左手叩击右手臂相同次数。

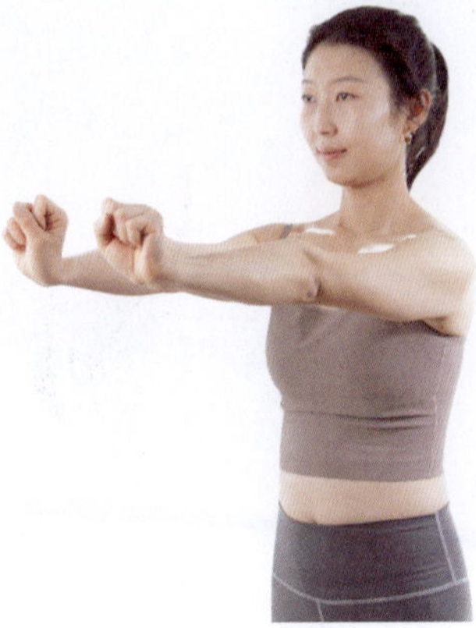

2 旋转手腕

吸气，两臂向前平举，握空拳，以手臂为轴，向内旋转拳头，然后向外旋转拳头，重复转动15～20次。

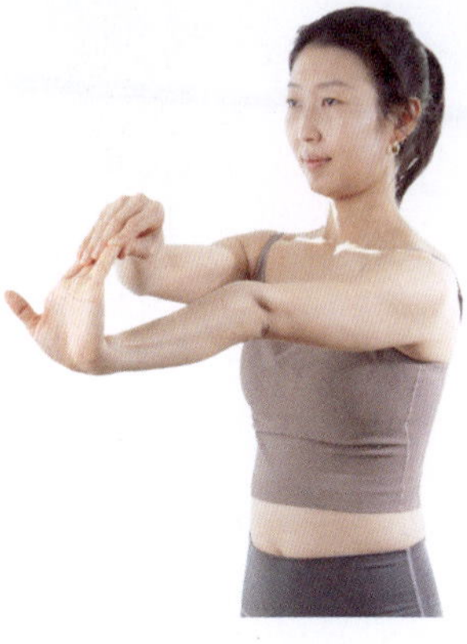

3 伸屈手腕

伸出左手，掌心向外，手指向上，用右手握住左手4指，向身体方向施力，保持15～30秒；然后将左手掌心向内，手指向下，右手按在左手背上，向身体方向施力，保持15～30秒。换另一侧重复上述动作。

下肢拉伸

次数：做完下面动作为一组，每天 3 组。

功效：预防下肢运动损伤。

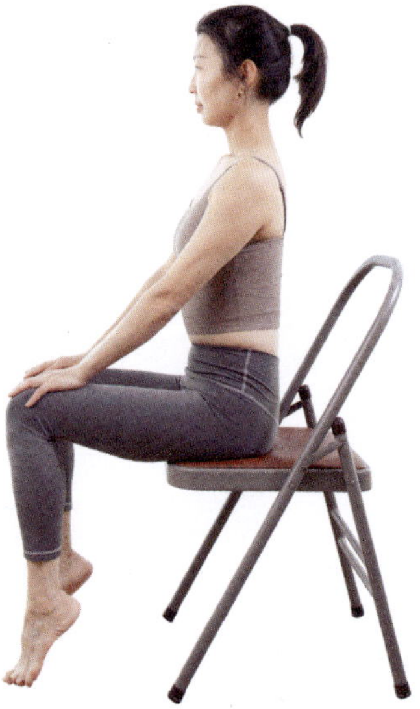

1 **踮脚**

取坐位，双手放于大腿上。踮脚，脚尖着地，收腹挺胸，吸气后还原。重复做20次。

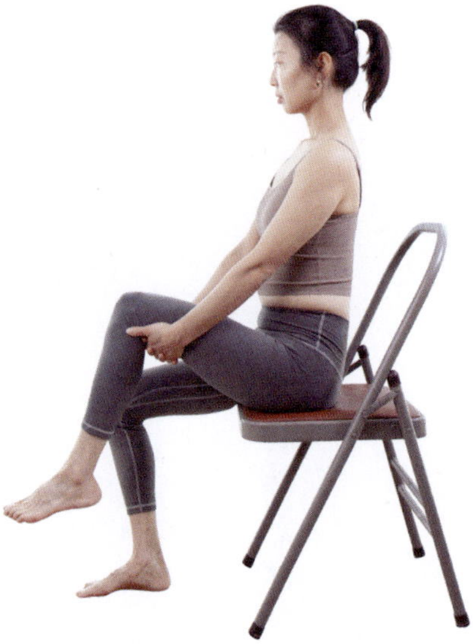

2 **旋转腿部**

取坐位，右脚尖着地，左腿抬起，双手交叉置于大腿下，以膝关节为轴，沿顺、逆时针分别转动20次，然后换另一侧重复上述动作。

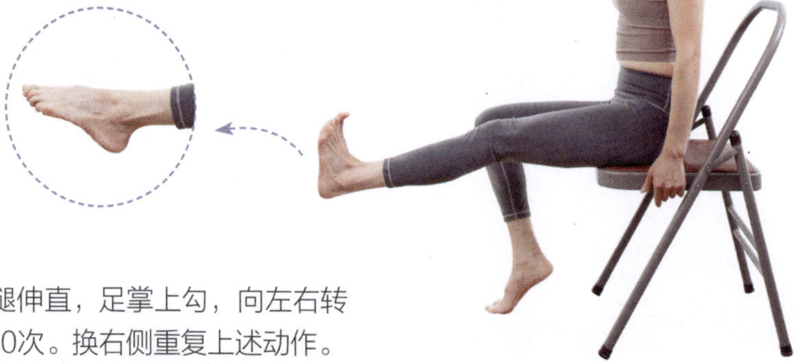

3 **翻动足掌**

取坐位，左腿伸直，足掌上勾，向左右转动，重复做10次。换右侧重复上述动作。

腰背部拉伸

次数：做完下面动作为一组，每天 3 组。

功效：预防腰背部运动损伤。

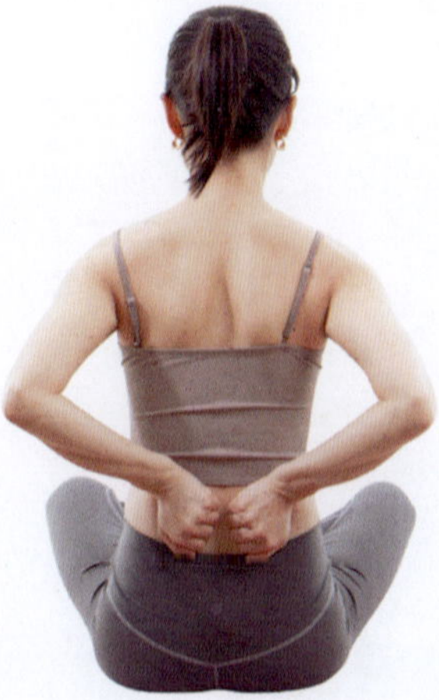

1 **旋转腰部**

取站位，双腿分开，双手叉腰，以髋为轴左右旋转腰部，持续做5分钟。

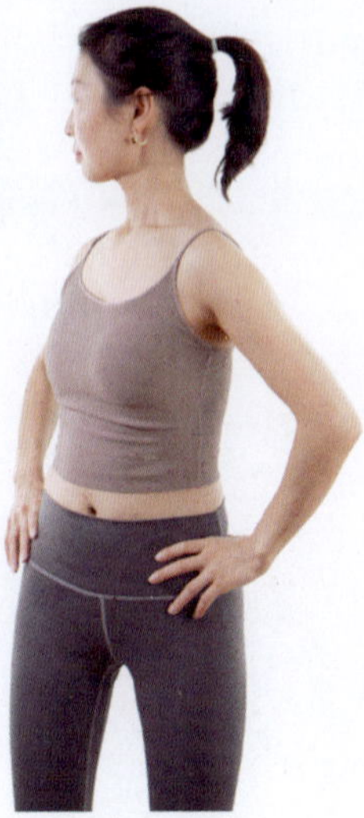

2 **叩背**

取坐位，腰背自然挺直，闭目放松，双手握空拳，以适中的力度叩击脊背中央和两侧，自下而上，重复叩10次，然后从上到下再重复叩10次。

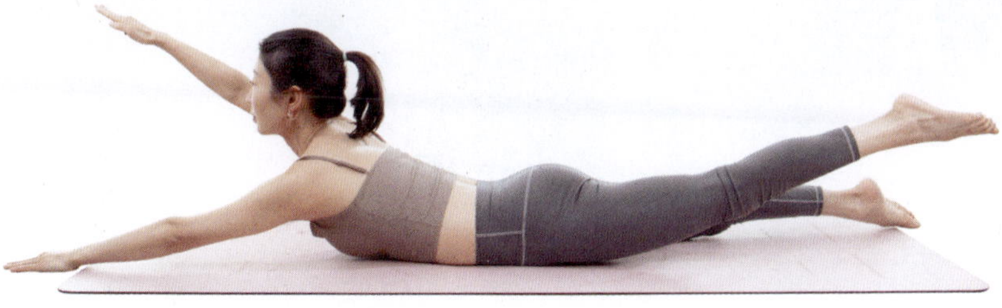

3 **收紧背部**

取俯卧位，将右手和左腿同时抬起，使背部有紧绷感，呼吸1次，放下。换左手和右腿做上述动作。重复做15次。

肩颈部拉伸

次数：做完下面动作为一组，每天 3 组。

功效：预防肩颈部损伤。

1 **旋转颈部**

取站位，右手搭在左肩上，左手背后，头颈部向左旋转到最大限度后，回到正中，再向右旋转到最大限度。每侧10次。

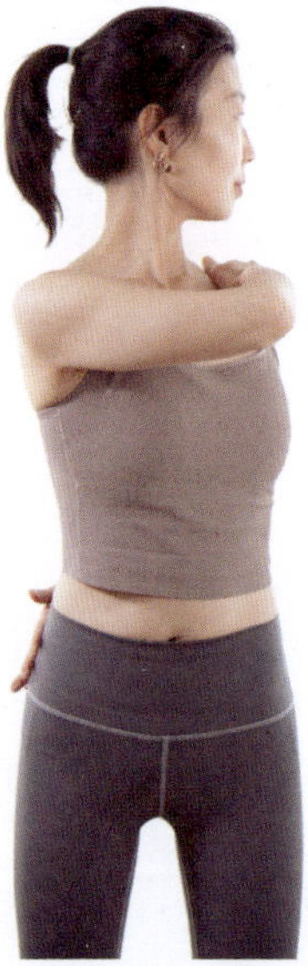

2 **侧屈颈部**

颈部慢慢向左侧屈，左耳尽量接近左肩，然后换右侧，每侧10～15次。

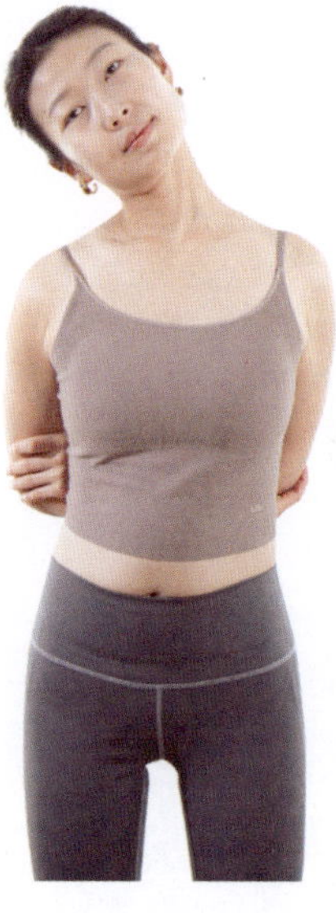

3 **收展双肩**

双手背后，将双肩尽量向前内侧收，做10～20 次；然后将双肩向后展开，有扩张胸腔的趋势，重复10～20 次。

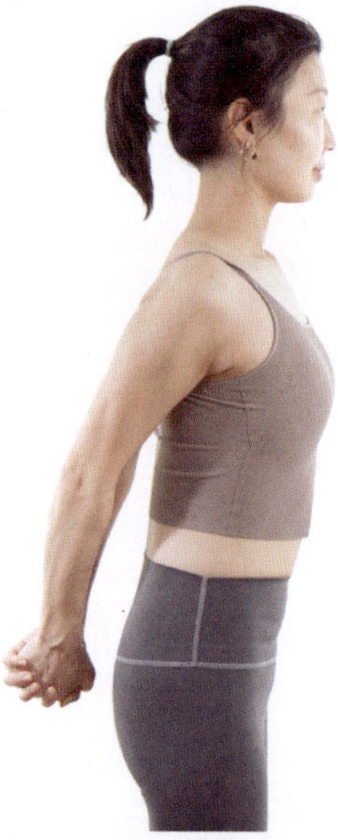

扫一扫，听音频

哺乳期运动会导致堵奶或乳腺炎吗？

医生答：哺乳期若采用不正确的运动方式，挤压、压迫到乳房确实容易导致乳汁淤积或乳腺炎。要避免这类问题，可以在运动前先给宝宝喂奶或者将部分乳汁挤出，不在涨奶时运动；穿着合适尺寸的、既有承托力又不过分压迫乳房的运动内衣进行运动。另外，运动前后都要补充水分，以少量多次为宜。

产后减肥会导致奶水变少吗？

医生答：合理运动并不会导致奶水变少，如果为了恢复身材在运动的同时又加上节食，如有些妈妈会践行“不吃晚餐”的原则，就可能导致乳汁分泌不足。因此，最好不要急着通过节食减肥。其实喂奶就会消耗很多热量，只要饮食不过量，再配合做一些产后运动，就能避免脂肪堆积。

听人说，中低强度的运动更有助于产后瘦身，是真的吗？

医生答：是真的。有的女性会因为想尽快恢复身材而做大量运动，且认为强度越大效果越好，但其实较为轻松且持续性的中低强度运动燃脂效果更佳，还有助于舒缓身心，让瘦身变得更快乐。如果在运动过程中可以呼吸顺畅地说出完整句子，这种运动状态瘦身效果较明显。另外，搭配有支撑力的胸罩及舒适的衣服，也有助于塑造身体线条。

听说运动会使“乳汁变酸”，是真的吗？哺乳期能运动吗？

医生答：运动的过程中，身体会产生乳酸，但只在高强度运动时，乳汁中的乳酸含量才会有一点增加，但并不会影响哺乳。而且产后运动一般都是中低强度的，所以哺乳期可以运动，且不会使乳汁变酸。不过，在运动过程中，因身体出汗，乳头可能会有点咸，如果宝宝喜欢这个味道可以继续喂奶，如果宝宝不喜欢，可以洗个澡再给宝宝喂奶。

错过产后最佳瘦身期怎么办？

医生答：在产后 2 个月至产后半年的这段时间，是妈妈的最佳瘦身期。但如果因各种琐事忙碌，没有时间管理身材而错过这段时间，也不用担心，“种一棵树最好的时间是十年前，其次是现在”，不管从什么时候开始，只要做到科学饮食，合理安排运动，为自己制订健康的减肥计划并坚持下去，依然是可以瘦下来的。但要注意的是，不要因为错过产后最佳瘦身期而急于求成，一切以身心健康为原则，保持每个月瘦 2 千克左右就很棒了！

产后瘦身进入瓶颈期，体重老是不掉怎么办？

医生答：产后瘦身进入瓶颈期是很正常的，这说明你付出的努力有效果。这时候不用有过多的心理压力，继续坚持以前的运动及饮食，保持当下的效果，形成习惯，不必纠结体重秤上的数字，或许过两个月体重就会慢慢开始下降了。如果体重还是不掉，可以尝试调整饮食结构和健身方案，吃点平时不常吃的食物，适当改变运动项目或增加运动的挑战性，或许会收到意想不到的效果。

第七章

产后心理建设，缓解不良情绪，收获好心情

有了宝宝一切都变了！妈妈需要做好产后心理建设

扫一扫，听音频

- “生完宝宝后，我经常莫名其妙地流泪。”
- “我能照顾好宝宝吗？我感觉有点不知所措。”
- “生育后会不会影响我的工作？如果没有工作怎么给宝宝更好的生活呢？”
- “喂奶被咬，睡不成觉，无休止的折磨。”
- “我说自己抑郁，婆婆说我矫情。”
- “跟老公说想死，他当我说笑。”

引起产后情绪变化的 7 个因素

家里多了一个宝宝，肯定会出现很多让人手忙脚乱的新问题，这经常会让妈妈感到束手无措，在情绪上发生很大的变化。此外，产后激素变化也会影响妈妈的情绪。了解自己坏情绪的来源，才能“对症下药”。

1. 生理激素的变化
2. 孕期或产后并发症带来的身体不适
3. 缺乏家人的理解和支持
4. 缺乏重塑自己的信心
5. 照顾宝宝产生的压力
6. 无法适应角色的转换
7. 经济或生活的压力和负担

转换角色让自己休息

新妈妈不仅是妈妈，也是妻子、女儿、朋友，适时地进行角色转换，可以缓解照顾宝宝带来的压力，给自己一个喘息的时间。

享受温馨的亲子时光

- ☑ 坚持母乳喂养，在与宝宝的肌肤接触、眼神交流中建立融洽温馨的亲子关系。
- ☑ 与宝宝玩耍，在愉快的玩耍中缓解不良情绪。
- ☑ 写成长日记和心情日记，细心地观察和记录宝宝成长中的变化，记录自己的体验与感受，也能起到排解情绪的作用。

保持夫妻关系的融洽

- ☑ 建立夫妻间的爱与信任。
- ☑ 选择适当的时机、方式进行坦诚的沟通。在发生摩擦时，双方要在情绪稳定的时候，心平气和地沟通。
- ☑ 寻找适当的时机，像情侣一样单独出去约会，找回从前的感觉。

回归女儿角色让自己休息

宝宝的降生使准妈妈升级为妈妈。但在自己的父母眼里，妈妈也是被爱的“小公主”，依然可以和理解支持自己的家人聊聊天、撒撒娇，缓解自己的不良情绪。

获取友情的支持和力量

在日常生活中可以抽出时间，单独外出和朋友小聚，聊聊天，分享彼此生活的趣事，放松情绪。

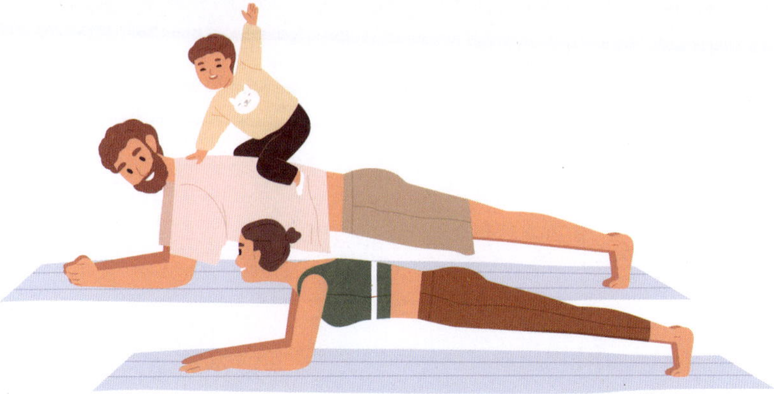

妈妈产后情绪不稳，爸爸最需要做什么

扫一扫，听音频

为什么妈妈对孩子很上心，但爸爸却经常置身事外

男女先天有别

和妈妈怀胎十月相比，爸爸与孩子的连接需要靠后天相处建立。面对一个突然出现还动不动就大哭的小孩，男人很容易陷入手足无措的境地。

好爸爸应该如何做

爸爸要多关心照顾妈妈，感受妈妈的辛苦和不易，积极学习并参与到育儿中，承担作为父亲和丈夫的责任。

让爸爸开始承担责任，哪怕是一件小事

爸爸可以从最容易的部分开始学习承担责任，比如日常生活中的小事。在妈妈发脾气的时候，适当讲一些笑话调节气氛，事后与妈妈一起分析原因；当妈妈睡着的时候，爸爸可以帮宝宝冲奶粉、换尿布。每个人擅长的事情不同，有的爸爸擅长照顾宝宝的生活，有的爸爸则擅长陪孩子玩儿，爸爸可以找到自己擅长的部分，与妈妈合理分工。

✓ 这些话可以多说	✗ 这些话不可以说
需要我做些什么吗？你尽管开口	关我什么事，你自己都可以做
我知道你为什么发脾气，我能理解你	生个孩子而已，你怎么会变成这样
没事的，我会陪在你的身边	我受够你了，好好的发什么脾气
我爱你，你一定会成为一个很棒的妈妈	别人老婆都不像你这样，能不能学习一下别人

妈妈要做好两件事：放权、直接说需求

① 放权

妈妈首先要信任爸爸，给爸爸试错学习的机会，适当的时候给予一些建议和指导，不要过多地责备。

② 直接说需求

男性的思维方式比较直接，不太擅长通过观察情绪推测需求。所以妈妈想让爸爸帮忙时要直接提要求，不要让爸爸猜。这样不仅可以提高沟通效率，还能减少争吵和摩擦。

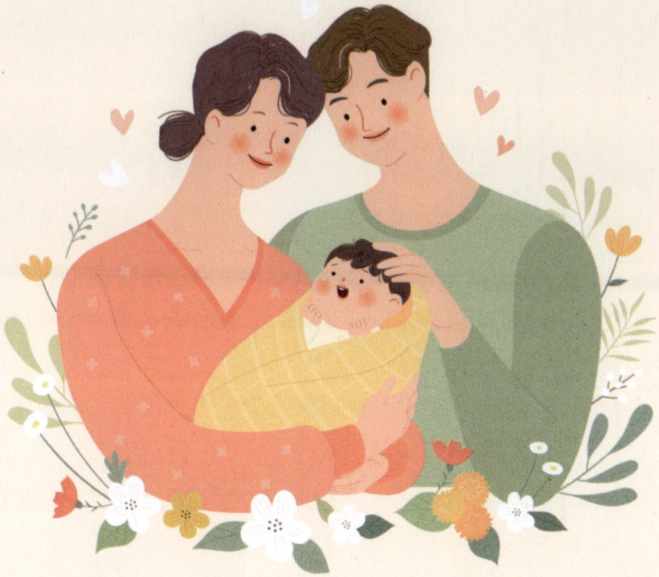

上下两辈人，要沟通不要对抗

扫一扫，听音频

未雨绸缪，提前做好准备工作

在生产前，夫妻俩要提前安排月子期间的照顾问题，对可能发生的情况做好预案。在请婆婆、妈妈还是月嫂照顾月子的问题上，尽可能选择让新妈妈和宝宝最舒适的安排。在照护的时候，若出现饮食习惯、生活作息等方面的差异，应该及时沟通，做到相互理解，让彼此相处更愉悦。

坐月子，新旧观点大碰撞，矛盾多的化解法

- ☑ 月子期女性比较敏感，最好能请自己的妈妈照顾。
- ☑ 提前与老人沟通，避开传统的“坐月子禁忌”，如不能洗头、不能下床、不能通风、不能洗澡、不能刷牙等。如果是婆婆照顾，可以让新手爸爸在中间沟通。如果有条件，婆婆和妈妈尽量不要同时来照护，以免矛盾升级，影响家庭和谐。

当新妈妈与老人的观点不一致时，可以先理解、肯定对方的观点，然后表达自己的需求，商量一个折中的方案。

沟通案例

岩星妈妈：“我是七月份、天气正热的时候坐月子，婆婆说月子里一定要保护好身体，不可以碰凉水、吹冷风，严禁开窗，更不能吹空调。听到这儿我真的是要崩溃了，但我没有直接反驳，而是用她能接受的方式进行沟通，巧妙地化解了矛盾。”

“我对婆婆说，是的，您说的没错，碰凉水、吹冷风对我的身体不好，也会影响宝宝。但是这大热天的，焐出痱子、炎症也同样对我和宝宝不好呀！开开窗，换换气，空调温度控制在28℃是不会有问题的，我心情好了，宝宝才会好呀！不让风直吹我就行，您说呢？”最终婆婆还是同意了我的意见。

让新手爸爸做好协调工作

新手爸爸要在婆媳之间做好调节剂、润滑剂的工作，家庭才能更和睦、更幸福。尤其是在有了宝宝之后，婆媳之间的潜在矛盾和问题会显现，更需要新手爸爸在中间进行调节。

妈妈应该做的

- 多和新手爸爸沟通交流，让其理解自己的心情和需求，多进行换位思考，理解和婆婆存在差异的原因。

新手爸爸应该知道的

- 呵护、爱护妈妈，让妈妈融入自己的家庭。多称赞妈妈，尤其是在自己父母面前，将“做好人”的机会留给妈妈。
- 不要做婆媳间抱怨的传话筒，这样只会加剧矛盾，新手爸爸可“添油加醋”地将赞美的话传递给对方，将对彼此的抱怨当作“耳旁风”。
- 新手爸爸对妈妈的态度决定了家里老人对妈妈的态度，有了尊重、爱护，婆婆也会因为爱自己的儿子而“爱屋及乌”。

以柔克刚，春风化雨

要体谅老人为自己付出的辛苦，及时称赞他们，让他们感到被理解和被尊重。

- ☑ 用柔软的语气向婆婆表达自己的需求，不仅能让婆婆感到心情愉快，还能使婆媳关系更加融洽。
- ☑ 与亲妈相处时，可以适当地撒个娇，告诉她自己理解她的辛苦，再表达自己的需求。

这样做，缓解产后焦虑和抑郁情绪

扫一扫，听音频

抑郁指数自测：你离抑郁有多远

1. 白天情绪低落，夜晚情绪高涨，出现昼夜颠倒的现象	是□	否□
2. 感觉做什么事都无精打采，几乎对所有事情失去兴趣	是□	否□
3. 食欲骤增或骤减，体重随之变化较大	是□	否□
4. 晚上难以入睡或失眠，白天困倦	是□	否□
5. 经常感到焦躁，常为小事心烦、发怒	是□	否□
6. 连续几天不言不语、不吃不喝	是□	否□
7. 身体虚弱，感觉身心俱疲	是□	否□
8. 注意力难以集中，语言表达混乱，缺乏逻辑性和综合判断能力	是□	否□
9. 有明显的自卑感，感觉自己什么都做不好，对任何事都没有信心	是□	否□
10. 有自残自杀或伤害宝宝的念头或企图	是□	否□

上面10道题，如果有1～2道的答案为“是”，且题目中的状态每天都会出现，就要引起重视，可能已经在产后抑郁的边缘；如果有6道甚至以上的答案为“是”，且状态已经持续2周或以上，则需要及时就医。

自我调适：“躺平”的心态可以试试

新妈妈常常陷入产后焦虑，是因为对十月怀胎的宝宝过度关心，时刻担心宝宝吃不好、睡不好，觉得谁都不如自己对宝宝好，觉得凡事要亲力亲为才是好妈妈，否则就不称职……

试试“躺平”心态，轻松愉悦做妈妈

- ☑ 任何时候都不能忘记爱自己。本来怀孕分娩就已造成身材走样、脏器移位、体质改变，身体被消耗，需要好好休养。妈妈身心健康才能更好地照顾宝宝，所以此时应该优先关注自身的感受与健康。适当“躺平”，把注意力放到自己身上，关注自身需求，与做一个好妈妈并不冲突。
- ☑ 新妈妈不仅需要足够的休息，还需要全面的营养、科学的照护，以及根据自身情况进行产后修复，“躺平”心态可以帮助妈妈更快回到生产前的状态。健康的妈妈更能好好地爱护宝宝、照顾宝宝。

积极暗示，自我调节不良情绪

新妈妈在照顾宝宝的时候常常会遇到来自父母、公婆或朋友的指点和出谋划策，这也会给新妈妈带来巨大的压力，产生“我怎么什么都不会”“我无法照顾好宝宝”等想法，这些消极的心理暗示会加剧妈妈的抑郁情绪。新妈妈可以转换思维，把“我不会”变成“我可以”，把“我做得不到位”变成“我很用心且已经做得很好了”，遇事往好的方面想。

接受自己的情绪，与情绪和解

在出现焦虑、抑郁、悲伤等情绪时，不要否定和排斥，要允许情绪的存在。然后向内体察这个情绪背后的原因，可以用写作、绘画等方式表达自己的情绪，也可以尝试用冥想、深呼吸等方式感受身体的每个部位，试着去放松，让情绪慢慢过去。

可以试试这样做

听听音乐，和朋友聊聊天

重视产褥期保健、休养、恢复

不要强迫自己做百分百的好妈妈

不要把所有压力加在自己身上，适当放手让家人一起参与育儿，更有利于家庭和谐

到户外散心、运动

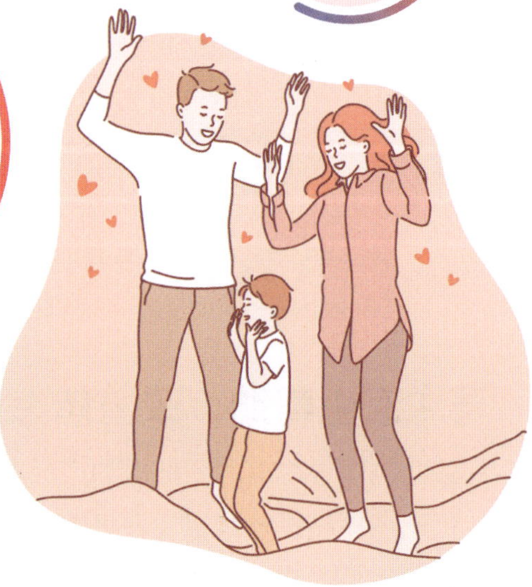

积极寻求家人的帮助

请告诉家人，不要说这些话

- ✕ 哪个当妈的不是这么过来的，你也太娇气了
- ✕ 你已经当妈了，怎么还不懂事
- ✕ 哪有你这样当妈的！孩子哭都不管
- ✕ 别哭了，不就是生了个孩子吗？有什么好委屈的
- ✕ 奶水不够，就是你孕期没调养好，让你忌口你不听

家人是港湾，告诉家人你的需求

产后妈妈陷入情绪的低潮中，感到委屈、难过、愤怒、疲惫，都是很正常的现象。这时可以向家人倾诉，表达自己的需求，向家人展示自己脆弱的一面，寻求家人的帮助，让家人的理解和支持成为力量。

家人也要学习理解新妈妈的情绪变化

- ☑ 认真倾听新妈妈的倾诉，学着换位思考，鼓励并接受其表达自己的情绪。有时新妈妈会不可控地发脾气，这时候可以安慰她或给她一个拥抱，不要责备她。
- ☑ 关注新妈妈的需求，并尽量满足，如果不能满足，也要积极沟通，不要敷衍了事。别只顾关注宝宝而忽略了妈妈，要给予妈妈更多的关心，成为她坚强的后盾。
- ☑ 鼓励新妈妈与他人沟通交流，或者帮助其发展兴趣爱好，及时给予鼓励和赞扬，从而缓解其紧张、焦虑、抑郁等不良情绪。

寻求医生帮助，改善焦虑抑郁

数据统计，有10%~15%的产后妈妈遭受过产后抑郁症的困扰。如果抑郁症状已经严重影响正常生活，就需要尽快到医院就诊，在医生的指导下服用药物，并辅以心理咨询。产后抑郁如果治疗及时，预后还是很好的。80%以上的产后抑郁患者在适当的药物和心理治疗后，症状都会缓解。

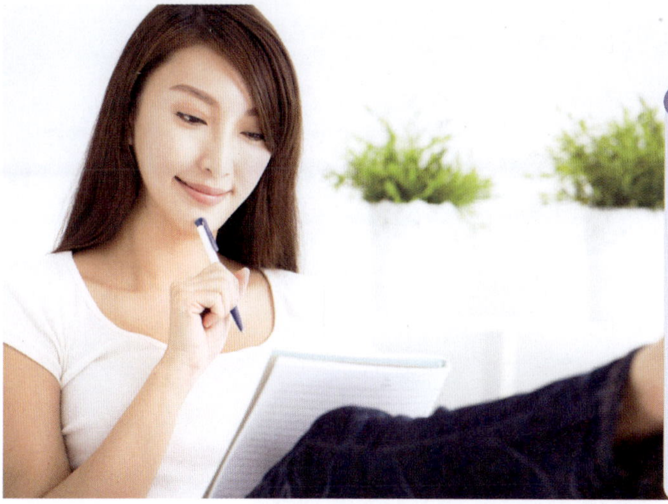

温馨提醒

再次妊娠产后抑郁复发率高

再次妊娠时，产后抑郁的复发率为25%~50%，所以曾患产后抑郁症的女性，再次妊娠和分娩后，应密切关注。

专题

母婴健康互助学习直播间

扫一扫，听音频

我曾想，宝宝出生后，我会多么的兴奋和激动。但现在很失落，这是为什么？

医生答： 即使做了心理预期，但实际情况还是会有不同，耗费体力的分娩过程，产后激素水平的快速下降，照顾宝宝同时还要兼顾家务，再加上担心自己的工作受到影响，这些都会影响产后的心情。此时最需要做的就是给自己解压，多多休息。随着对新生活的慢慢适应，你会越来越游刃有余、从容不迫。

产后感觉自己不如孕期受重视了，有失落感怎么办？

医生答： 产后妈妈的情绪本来就容易波动，这时家人将从孕期关注产后妈妈的需要转移到关注宝宝的需要上，产后妈妈产生失落感是很正常的。首先，你能认识到自己为什么失落已经很棒了！这意味着你可以接纳自己的情绪、有走出这种不良情绪的能力；其次，多多向家人表达一下你也需要被关注的诉求，及时沟通、将你的需要直接说出来，或者做一些喜欢的事情转移注意力，如读书、晒太阳、散步等，就不会一直陷在这些情绪里了。

我在 5 周前生下宝宝，现在情绪还挺好的，这样应该不会发展成抑郁症了吧？

医生答： 产后抑郁是普遍存在的现象，但也不是每个人都会出现，大多数产后抑郁症状发生在产后第 1 周，虽然你已经过了这个阶段，但是也不能存在侥幸心理。有研究显示，如果妈妈患上产后抑郁症，那么爸爸就不太可能有抑郁情绪，反之，如果妈妈感觉状态不错，那么爸爸情绪低落的可能性就会增加。你可以关注一下丈夫的情绪。